男の便秘、女の便秘

はじめに

この本を手に取ってくださったあなたは、ご自身が便秘で悩んでいるか、ご家族や身近な人が便秘で悩んでいるのだと思います。普段の食事や運動など、生活習慣を見直したり、様々な便秘薬を試したりしているかもしれません。それでも良くならず、つらい思いをしているのはないでしょうか。

私は便秘の方だけのための外来、「便秘外来」を2017年から3年以上続けてきました。500人以上の便秘で悩む患者さんのお話を聞いてきました。毎回新しい患者さんが来られますし、遠路はるばるやってこられる方もおられます。

ほんのちょっとした助言や生活の見直しで良くなる人がいる一方、つらい症状が改善せず、あまりのつらさに「死にたい」と口にする人もいます。便秘と一言で言っても症状は実に様々です。

便秘は女性がなるものと思われているかもしれません。便秘になるのはたしかに女性の方が多いです。しかし、便秘外来に来られる方で特に深刻な症状の方は、男性で、それも高齢の人が多いです。便秘で悩んでいる男性は、便秘は女性のものというイメージを持っているためか、あるいは昔のスムーズに出ていた時の自分と比較してしまうためなのか、自身の抱える現実とのギャップに苦しみ、便秘の症状をより深刻に捉えてしまいます。

「高齢の男性が悩む便秘は深刻な症状が多い」。このことをもっと世の中に知ってもらえたら、それだけでご本人もご家族も少しは楽になるのではないだろうか？　と、便秘外来で男性患者さんのお話を聞いているうちに考えるようになりました。

また、男性に限らず女性でも、便秘と一言で言っても実に様々な症状があることを、専門外来を通して知りました。

「たかが便秘」と思われやすいのですが、それほど単純なものではないということ、便秘には色々なパターンがあり、中には「死んでしまいたい」と思うほど苦しんでいる人がいることも分かりました。孤独になればなるほど、便秘はつらくなります。活発に動けなくなったり、社会から孤立しやすくなったりするため、他の病気を併発する可能性もあるのです。後ほど紹介しますが、うつ病と便秘は関連が強く、アメリカでは便秘の人はそうでない人に比べて寿命が短いという研究報告もあるのです。私は、便秘を生活習慣病の一つに入れてもいいほど重要なものだと考えています。

もっと便秘の実際を知ってもらうことで、悩んでいるあなたの気持ちが楽になってほしい、ご家族や大切な人にも楽になってほしい。病院で便秘の治療を受けるとはどういうことなのかを分かりやすく伝えたい、そのような気持ちが大きくなり、本書を書くことを決めました。

多くの疾患と関係する便秘に興味を持ち、「便秘外来」担当医に

最近でこそ「便秘外来」という言葉を聞くようになりましたが、国内では１９９０年代から開設する病院が現れ、２０００年以降になって少しずつ増えてきた新しい外来です。みなさんもどんな医師が診ているか気になると思いますので、ここで私の自己紹介も含め、便秘外来を担当するようになっ

た経緯をお伝えします。

医師になって最初の2年、いわゆる初期研修医の時に私は様々な外科診療科のトレーニングを受けました。例えば、胃や腸、肝臓、膵臓といった消化器の手術を行う消化器外科、腎臓移植を行う移植外科、乳癌の治療を行う乳腺外科、そして心臓や血管の治療を行う心臓血管外科です。

その後、地域の病院で一般的な外科診療を一通り経験した後で、大腸外科を専門にしようと決意しました。大学病院で勤務していましたが、扱う大腸の病気はほとんどが癌です。ですから毎日大腸癌の治療だけを担当していました。

大腸癌は日本人に多い癌の一つで、約10人に1人が生涯の間で大腸癌になります。大学病院で毎日多くの大腸癌の患者さんを治療していると、大腸癌の治療こそ大腸外科の全てであるかのように錯覚することもありました。多くの学会でも、議論の中心は癌の診断、治療についてです。しかし、当たり前ですが、大腸癌以外にも大腸の病気はたくさんあります。いぼ痔や切れ痔、痔瘻《じろう》、直腸脱、大腸に炎症が起きる潰瘍性大腸炎やクローン病、虚血性腸炎に憩室炎など様々です。

大学病院での診療は大変充実していましたが、「癌以外の病気にも関わりたい、大腸癌ではなく大腸の専門家になろう、なりたい」という気持ちが大きくなりました。そこで大学を退職し、新しい職場に移りました。すると今まで診療したことのない病気の治療を多く経験することができました。

例えば、ある日突然血便の出る病気があります。多くの患者さんは「自分は癌じゃないか、死ぬのではないか」と、とても不安で恐ろしい気持ちになって病院に飛び込んで来られます。ところが実際は、血便を来す病気で最初に考えるのは大腸癌ではありません。もちろん、必ず癌を念頭に置いて検査、治療をする必要はありますが、虚血性腸炎や憩室出血といった大腸から出血する良性の病気や、いぼ痔、切れ痔など肛門からの出血が、血便の症状としては多いのです。

また、肛門から腸が飛び出してくる病気で、直腸脱という病気があります。骨盤臓器脱という、膣から子宮が下りてきたり、膣の周りの臓器である膀胱や腸に押されて膣の壁が飛び出してきたりする、女性に特有の病気もあります。

このような良性の病気を診断、治療するために様々な技術が必要です。大腸からの出血を確認するには内視鏡検査が必要です。いぼ痔や直腸脱の診断には肛門に指や器具を入れて診察する直腸診で診断する技術が求められます。骨盤臓器脱の診断は、内診台という特殊な診察台を使って診察しなければなりません。

私はこれらの検査や治療の方法を一つずつ学び、経験を積んで、大腸や肛門に関する多くの病気や骨盤臓器脱の治療ができるようになりました。そして、様々な病気の治療をしていく中で、多くの患者さんが排便に関する悩みを持っていることが分かりました。

特に「便が気持ちよく出ない、出にくい」という便秘の訴えが多かったのです。

便秘の方は便が出にくいので、トイレで強くいきみます。過度のいきみを続けているとどうなるでしょう？　小さかったいぼ痔は大きくなって脱出、出血するようになります。女性では、膣という圧に弱い部位がいきみによって強い負担がかかり、子宮脱や膀胱瘤《ぼうこうりゅう》などの骨盤臓器脱になってしまいます。

つまり便秘は、便秘のみの問題ではなく、別の病気になった結果として、あるいは別の病気の原因として症状を表すことがあるのです。例えば、うつ病や脊柱管狭窄症によって便秘になったり、便秘のためにいぼ痔や骨盤臓器脱になったり、という具合です。そうすると、便秘に他の病気も加わった二重の苦しみとなり、患者さんの生活の質は著しく下がってしまいます。

このような患者さんを多く担当しているうちに、「便秘」の専門外来を開くことは世の中から必要とされ、多くの人の健康増進に貢献できると考えるようになりました。実際に始めてみたところ、本当に多くの方から必要とされていることを実感するとともに、あまり知られていない便秘の実情を知ることができました。この本のタイトルになっている、男性と女性で便秘のタイプが違うこともそのひとつです。ほかにも、便秘に関して世間に流布している玉石混交の情報にも危機感を持ちました。3年以上診療を続ける中で、「このことを便秘で悩む人に広く伝えて、少しでも楽になってもらいたい」「医療・介護関係者にもこの情報を知ってもらい、より良いケアに活かしてもらいたい」と思うことが積み重なり、本書となりました。

この本が、悩んでいるあなたや大切な人のヒントに、そして便秘の診療やケアに悩んでおられる医療・介護職の方々の一助になれば、それ以上の喜びはないと思っています。

前田孝文

第3章 便秘の定義

第4章 便秘を調べる

第5章 便秘の治療

第一章 男の便秘、女の便秘

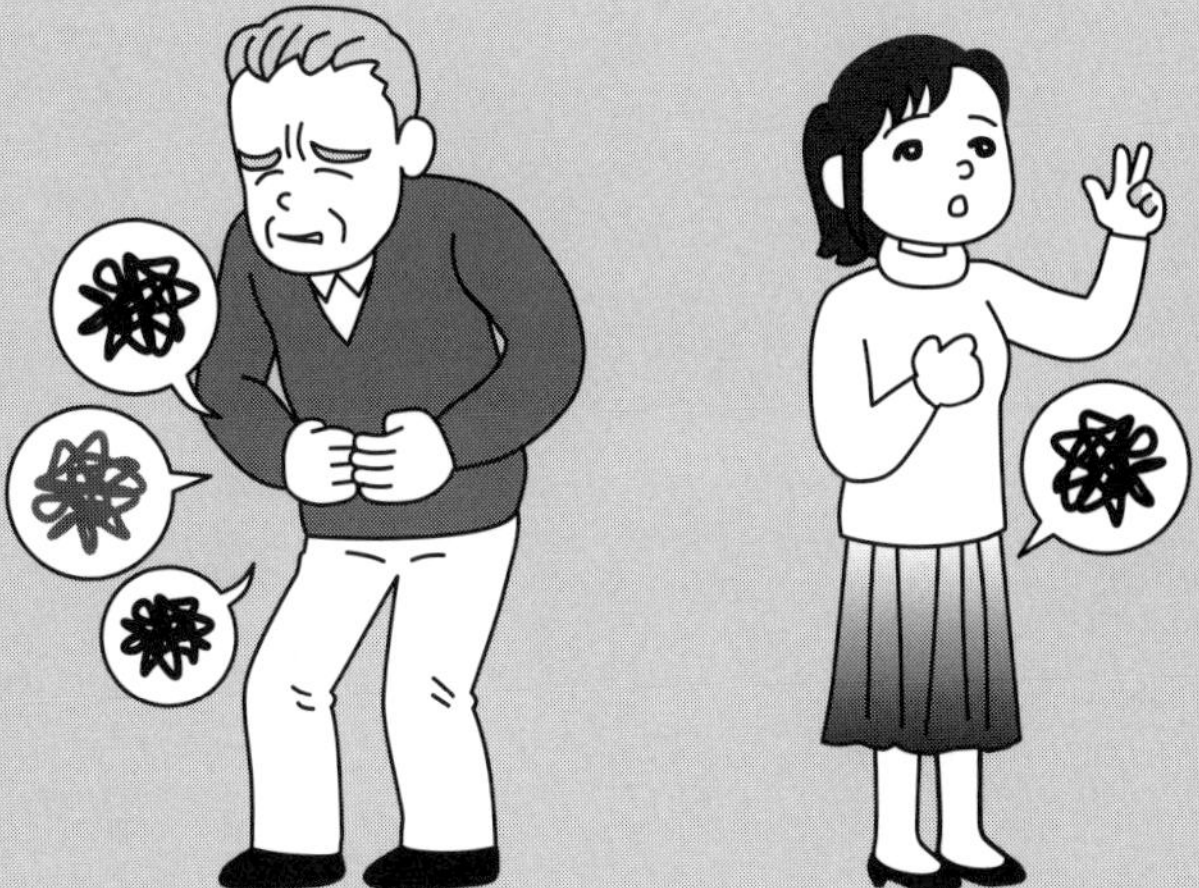

男の便秘、女の便秘

便秘外来を受診する方のお話を聞いていると、実に様々な症状があることが分かります。便秘外来を始めてしばらく経ったときに気付いたことがあります。

それは、便秘の治療を始めてすぐに良くなる人がいる一方で、
・治療を試みても全然良くならない人がいる
・便秘が良くならない人の症状は男性と女性で全く異なる
ということです。

男性の場合は便秘といっても、便が少しは出ている方が多いです。全然出ないと言う人でも、便秘薬を使うと多少は出ます。しかし、すっきりと便が出ないことから、お腹が張ったり残便感（「便が肛門の近くで残っている、排便後もすっきりしない、もぞもぞして気持ちが悪い」などの感覚）が常にあったりして、気持ち悪くなるのです。また、ものすごくいきまないと出ないという方も多く、心臓や頭の血管などに悪い影響が出ないか心配されます。

女性の場合は全く便が出ないという方がいます。「便秘薬と名がつくものを片っ端から試してみた、だけど便が出なくて苦しい」。全然便が出ないために、薬やサプリメントを山ほど服用し、浣腸を行い、時には指でかき出したりするのですが、それでもほんの少ししか出ないので苦しい、そういう女性患者さんがたくさんいます。便が出ないために、お腹が張って苦しいのです。

便秘外来で治療を担当してきて、特に治療が難しいと感じている男性の患者さんと女性の患者さんの症状の特徴と違いについて、詳しくご紹介していきます。

「残便感」が問題になりやすい男性

歳をとってから便秘になった男性は、若い時の自分と、現在便秘で困っている自分とを比較して、現状を受け入れられずに悩むことがとても多いです。今までは何の問題もなく、何も考えずに当たり前のように出ていた便が、出にくくなっていきます。

「そんなはずはない、おかしい、このまま便が出なくなったらどうなるのだろう……」と不安な気持ちが際限なく大きくなり、精神的に参ってしまうのです。

男性は理詰めで物事を判断しがちなので、自分の生活習慣や薬の内服状況と排便の経過を細かく記録する人が多いのも特徴です。排便記録を分析して、便がスムーズに出た時の生活パターンを「正しい」生活と定義して、その生活を心がけています。

〈事例〉

佐藤さん（仮名、70歳代男性）は、70歳になる頃から便秘薬を使うようになりました。若い頃は便秘知らずで快便だったのに、年をとるにつれて出にくくなってきました。便が出ないからといってお腹が張ったり痛くなったりするわけではないのですが、どうもすっきりしません。かかりつけの先生から色々な薬を処方してもらい試しましたが、便の量が少なく満足できません。

便秘外来というものがあることを知り、外来を受診しました。「便が出なくなってしまうのでは」と不安で仕方ない様子でした。まずは排便そのものを優先させるために、耐性がつく刺激性下剤（5章「便秘の薬」参照）を使いましたが、満足できませんでした。刺激性下剤を使うと将来的に腸の動きが悪くなることも不安の一つになったようです。他にも色々な薬を試してみましたが、どれも満足いくものではありませんでした。不安がどんどん募り、「もう死んでしまいたい」と口に出すほど精神的にも参ってしまいました。

精神科の通院も始まりましたが、なかなか改善しません。一番多い時期は、週に2回は外来を訪れて不安を訴えました。下剤の他にバイオフィードバック療法や洗腸療法という専門的な治療も行いましたが、結局全てうまくいきませんでした。

ところが、良くならない時期が2年ほど続いた後、ほぼ毎日便が出るようになりました。以前と比べると不安も和らいできました。何が良かったと一言では表せないのですが、便秘薬が合ってきたことや、食事療法で食物繊維や発酵食品をしっかり摂ることが良かったのかもしれません。まだまだすっきりとは言えないのですが、外来通院の間隔が1ヵ月に1回くらいで済むようになり、表情はだいぶ明るくなりました。

ところで、佐藤さんは最初、奥様と一緒に診察室に来ていました。本人から話が出ないとき、奥様から状況を聞くことができました。奥様は便秘に対する感じ方が違うのか、佐藤さんがどうしてそこまで落ち込むのか理解し難いようです。夫が家の中でも一日中便のことを考えて、便が出れば喜び、出ないとふさぎ込みイライラする。そんな毎日が続くのですから奥様も大変です。家の中が暗くなって仕方がないと話されていました。

佐藤さんのように、男性で重症の便秘患者さんは奥様と一緒に診察室へ入ってこられる方が多いです。本人が話せないことを奥様が代弁したり、家の様子を話してくれたりしますので、問診はとりやすくなります。

女性の場合はご主人が一緒に入ってくる場合よりも、娘さんなどお子様と一緒に来られることが多いです。パートナーが便秘で苦しんでいる場合の対応が男性と女性では違うことはとても興味深いです。

〈事例〉

鈴木さん（仮名、60歳代男性）も奥様と一緒に外来を受診されました。ある日、ハイキングに行って山歩きをしていた時、突然肛門の辺りに「あれ、何かおかしい？」と違和感を持ちました。その後から便が出にくくなったそうです。

便秘になる原因の一つとして、椎間板ヘルニアや脊柱管狭窄症といった神経に影響が出る病気があります。腰を悪くすると便の出が悪くなるのです。鈴木さんは、ハイキング中は特に何もなかったと言われているのですが、もしかしたらそのような神経の問題で便秘に至ったのかもしれません。

鈴木さんの便秘症状も事例1の佐藤さんと同じく「すっきり出ない、残便感がある」という症状です。便秘薬や浣腸などの薬を使うと少しは便が出ますが、残った感じがいつまでも続き、気持ち悪くて仕方がないのです。

不快感が続くので、趣味だったゴルフにも行かなくなりました。それだけでなく、外出すること自体が嫌になってしまいました。一日中家にいて便のことばかり考えてしまい、頭から離れません。

こうなると一緒に生活している奥様は大変です。食事の支度も便秘に良いものをと苦労しながら工夫し、ご主人を励まして、なんとか良くなってもらおうと頑張っておられました。

しかし鈴木さんの症状は改善しないので、家の中の雰囲気はどんどん暗くなりました。このように、高齢男性が便秘になった場合は周りの家族にも大きな影響が出てしまいます。

鈴木さんは、夜も腹部の不快感で眠れなくなりました。あまりにつらいので「もう死んでしまいたい」とまで考えてしまうようになってきました。そこで佐藤さんと同じく、精神科で診察、治療を受けるようになりました。

鈴木さんの場合は夜間に眠れないことで便秘がさらに悪化していました。精神科で気分を落ち着け、しっかり眠れるように薬を調整してもらったところ、精神状態は改善しました。それによって、排便も今までと比べてスムーズになりました。

まだ下剤や排便を促す座薬は使用しているのですが、「またゴルフを再開しようか」と口にできるまで回復しました。

便秘外来の3割は男性、70歳以上は男性が多い

極端なケースに見えるかもしれませんが、このような訴えで便秘外来に来院される男性患者さんは、少なくありません。意外かもしれませんが、私の外来を受診される患者さんの３割は男性です。70歳以上に限ると、なんと男性の方が多くなります。

つまり、男性の便秘は珍しくないどころか、とてもよくある病気なのです。高齢になればなるほど、男性で便秘に悩む人は増えていきます。今まで便秘になったことがないからといって安心できるわけではありません。奥様が便秘で悩んでいるのを、他人事と捉えている場合ではないのです。鈴木さんのように、男性はある日突然便秘になることがあります。

先の２つの事例もそうですが、高齢男性の便秘症状の特徴は残便感の訴えが多いことです。お腹が張って便意も感じて、便を出そうとトイレに向かうのに、いくらいきんでも便が出ません。血管が切れてしまうのではないかというくらいに強くいきむのですが、便がほんの少ししか出ないのです。

その結果、「便が肛門の近くで残った感じがして、気持ち悪くて仕方がない」という症状が出てきます。便の回数も減っていき、毎日便が出なくなります。

現在の便秘による辛い症状と、若い頃に便がすっきりと気持ち良く出ていた感覚との差を受け入れられず、心の中で葛藤が起き、精神的につらくなっている男性が多いです。市販の便秘薬を使っても

良くならず、短期間で急激に悪化することもあります。

便秘が始まる状況も様々です。「いつの間にか、徐々に」という人が一番多いのですが、「ハイキングに行った日から」、「運転中に振動を感じた時から」、「大腸や肛門の手術を受けた後から」など、ある瞬間から便秘になったと自覚する人もいます。きっかけは実に様々ですが、明らかに以前の自分自身の排便とは違うので、不快でどうしようもなくなります。

便秘になる「原因」は、一般的には食事、運動習慣、排泄タイミング、ストレスなど様々なことが言われています。そのどれもが正しいでしょう。しかしほとんどの場合は、複数の理由で便秘になっていると思います。

高齢男性は治療が難しい

高齢の男性患者さんの治療は難しいです。便秘外来で500人以上の患者さんを診察してきた中ではっきり出ている結論です。一般的に「便秘は女性に多い悩み」というイメージが浸透しているので、不思議に聞こえるかもしれませんが、治療がうまくいかないケースは男性の方が多いです。

先の2つの事例の患者さんにも既存の処方薬を一通り使用してきました。初めての薬剤を使用した場合は、しばらくは効果があるものの、数日で元の状態に戻ってしまいます。

どれだけ苦しいのかは本人にしか分からないのですが、便が少量しか出ないことに対する不安や「もぞもぞする違和感」が消えないことのつらさ、残便感や腹痛で生きているのが嫌になるほどつらいと言われます。

このような患者さんを診察する時に重視するのは、「まずは話を聞く」ということです。一方的に、「そんな違和感、気にしなければ大丈夫ですよ」と言うだけでは、本人のつらさは何も解決しないからです。加えて、医療への信頼も無くして失望し、余計に症状が悪化してしまうかもしれません。

実際に、「見捨てないでください」や「話を聞いてもらうだけで良いから」などという言葉を、治療が上手くいっていない方からいただくことがあります。今までに診察を受けた時に「大した問題ではない」などと言われて親身に話を聞いてもらえなかった、「もう治らない」などと突き放されて絶望的な気持ちになったなどの経験を持つ方が多くいます。

ですから、どんな症状で苦しんでいるのか、どのような工夫をしてきたのか、その成果はどうだったかなど、患者さんから話を聞き、理解しようとすることだけで喜ばれることがあります。

話をじっくり聞くことで少しは安心されるのかもしれません。少なくとも、口に出して言える場があることは、患者さんの心にとって大切なことです。患者さんご自身の便秘に対する心理的苦痛を取り除くこと、これも便秘外来の大切な役目だと思っています。

ご本人には、少しずつでもよくなるよう、便秘薬の調整だけでなく、栄養指導や排便姿勢の矯正、バイオフィードバック療法（5章「バイオフィードバック療法とは」参照）を薦めたりしています。

最初にお話した、治療に苦労していた事例の患者さん達も徐々に調子が上向いています。精神的な問題に対しても治療介入できたことが関係していると思います。決して珍しくないケースの患者さんですが、男性便秘治療の中でも最も難しいタイプに入ります。

「残便感」の正体は?

便の回数が少ないことを「便秘」と思いがちですが、便秘外来を受診する人は「便が肛門の近くで残っている、排便後もすっきりしない、もぞもぞして気持ちが悪い」などといった感覚の異常である「残便感」をなんとかしたいという人がとても多いです。残便感の治療は特に難しく、男性に多いです。「すっきり出す」ことを望まれるので、様々な薬を使って快便になってもらおうと試みます。ある程度便は出るのですが、やはりすっきり出ない、すごくいきまないと出ないという人が多いのです。

薬を処方するだけでなく、食事や運動、排便姿勢の指導などもします。薬が体に合って、残便感がすっきり解消される人もいますが、治療がうまくいかず、なかなか解消されない患者さんもいます。残便感を訴える人は男性に多いのですが、男性は若い頃は苦労せずに便が出ていた方が多いので、現状の自分と過去の自分を比較し、落差を激しく感じて余計に訴えが強くなってしまうことも、治療が難しい原因の一つだと思います。

では、残便感を訴える人は本当に便が肛門の近くに残っているのでしょうか? 実際には、便がほとんど残っていないのに残便感を訴える人もいます。便が残っているか、いきんでも出せない状態なのか、などを様々な検査で確認できますが、便が見当たらない人もいます。肛門を直接触って確認(直腸指診)しても、全然便に触れることのできない人も多いです。こうしたことから、便が残っていないのに、残便感を訴える患者さんが多いことが分かります。

私が患者さんに「便は残っていませんよ」とお伝えしても、患者さん本人は「残っている感じがする」と言います。そこで「実際は便がないのだからどうしようもないですよ」と答えてしまったら、患者さんにとっては何の解決にもなりません。例え便が実際になかったとしても、患者さんはそれで悩んで病院に足を運んでいるのですから、先述したように丁寧に話を聞き、そのつらさを取り除くよう努めるのが医療者の仕事だと考えています。

自分で対処法を考える女性

次に女性の便秘について考えてみます。女性は男性と比べると若い頃から便秘の人が多いです。若い女性では半分近くの人が自分のことを便秘だと感じているという調査結果もあるくらいです。

多くの女性が便秘なのですが、病院で治療を受けようと考える人はぐっと少なくなります。食事は食物繊維の多い野菜を意識して摂ったり、サプリメントを試してみたり、あるいは街の薬局で便秘薬を買って試してみたりなど、自分で対処している人が多いです。

実際に目に見える効果が出なくても日常生活に大きな支障がないため、なんとか過ごしている方が多いのではないかと思います。また、身の回りに便秘の人がたくさんいるので、便秘であることを特別なことと考えていない方も多いでしょう。

女性の便秘の場合、若い頃から自己流で便秘薬を使ってきたために、薬の効果が薄れてしまい、結果として治療が非常に難しくなる方がいます。

〈事例〉

高橋さん（仮名、50歳代女性）は幼少期から便秘で、10歳頃から便秘薬を服用していました。高校生の頃は月に数回の排便で、便秘薬を飲まないと便は出ませんでした。便が出ないと苦しいので、薬を使って排便する習慣を30年以上続けていました。

便が出ないとお腹がパンパンに張ってしまい、食事が摂れなくなるくらい苦しくなってしまいます。今までに様々な病院を受診しました。一般の内科だけでなく漢方内科などで治療を受けたこともあります。

病院で処方される刺激性下剤（プルゼニド）を最大量飲んでも出なくなったため、市販の刺激性下剤（コーラック）も追加して飲むようになりました。その量はなんと1日で20錠です。一時期は、市販薬を毎日60錠飲んでいたこともあるそうです。

便秘外来では、刺激性下剤から離れることを目標として様々な薬を試してもらいました。しかし、どれもこれといった効果はありません。（5章「便秘の薬」参照）

アミティーザを中心とした薬剤治療でなんとか便は出ており、プルゼニドやコーラックは以前と比べると減量できました。しかし、依然として刺激性下剤は減量できません。

これまでの治療だけでは刺激性下剤を完全に中止することができず、非常に難渋しています。

女性ではこのような大量の刺激性下剤を飲まないと便が出ないという症状の方がいます。男性では、大量の刺激性下剤を連用する人はほとんどいません。

〈事例〉

田中さん（仮名、50歳代女性）は、５年ほど前から便秘が悪化してきました。便が出ないとお腹の張りがひどくなり、息を吸うのも苦しくなるほどです。

便秘外来を受診して、大腸内視鏡検査を行いました。刺激性下剤（次項に詳述）を長期間服用していた影響として、大腸内に色素沈着（メラノーシス）が起こっていました。大腸の動きを調べる大腸通過時間測定検査を行ったところ、大腸の動きが遅いタイプの便秘である、通過時間遅延型便秘と診断できました。肛門近くの腸の動きを調べる排便造影検査では、いきんだときの腸の動きや腸のまわりの筋肉の動きに異常はないと診断しました。

刺激性下剤を長期間服用していたために、かえって大腸の動きが悪くなってしまい、ちょっとやそっとの治療では反応しなくなっていたのです。

便秘外来では刺激性下剤を中止するために、様々な薬を使いました。しかし、どれももう一つ効果がありません。現在は刺激性下剤であるプルゼニドに加えて、刺激性下剤の成分（ダイオウ）が入った漢方薬も使用しています。グーフィスやリンゼスという刺激性下剤でない薬も併用しています。このような刺激性下剤でない薬にシフトすることを最初の目標にして、治療を続けているところです。ただ、それでも便が出にくいことが多いので、肛門から便を出すための座薬も併用して使っています。それでようやく便が出るのです。

腸を刺激する薬、便を軟らかくする薬、肛門近くを刺激する座薬など、実にたくさんの下剤を使用して、なんとか便が出ている状態です。しかし、これでも本人の満足度はなかなか上がりません。

市販薬を使う女性は治療が難しい

女性で治療がうまくいかない人は、若い頃から自力での対処を頑張ってきた人が多いです。女性は女性ホルモンが活発に作られるようになる10歳代から、便秘になる人が増えていきます。後で説明しますが、女性ホルモンと便秘は密接な関係があります。

それに加えて、学校生活の中でトイレを我慢する、ダイエット目的で食事の量を減らす、スカートなど体を冷やすような服装で過ごして自律神経の働きが乱れるなど、女性は若い頃から便秘になりやすい環境に身を置くことが多いです。

便が出にくくなった時にどのように対処するかが問題です。効果はすぐには現れませんが、食事や運動、睡眠といった生活習慣を見直すことが一番大事です。普段の生活にもう少しゆとりを持って便秘に向き合うことができれば、女性の便秘はずっと良くなると思いますが、現実はそう簡単にはいきません。日常生活には、学校や仕事、育児など、便秘治療の制約になってしまうことがたくさんあります。自分の好きな時間に好きなだけトイレに行くことは容易ではありませんし、便秘以外にも考えないといけないことがたくさんあります。

「生活習慣を見直すのが良いのは分かっているけど、食事や運動に気を遣う余裕はあまりない。だけどお腹の不愉快な症状はある。今すぐなんとかしたい…」。こう思った時、今ある便秘をできるだけ早く治すのに便秘薬は最高の治療です。日本では、便秘治療に即効性のある「刺激性下剤」が、街のドラッグストアで簡単に買えます。

刺激性下剤は、薬の成分で大腸の動きを刺激して動かします。この効果は強力です。夜に飲んだら翌朝にはすっきりと爽快感を持って排便できます。これを味わってしまうと、生活習慣を見直して便秘を治していこうという地道な努力を続けるのが余計に難しくなってしまいます。

しかし、大きな問題が一つあります。刺激性下剤は使い続けていると体が慣れてしまうのです。最初は２錠で十分だったのが段々と効果が薄れていき、２錠が３錠、４錠…と飲む量が増えていくのです。

このように薬の効果がなくなっていくことを、「耐性がつく」といいます。

刺激性下剤によって、腸に強制的に刺激を与え続けていると、大腸を動かす神経が影響を受けます。大腸の周りの神経が減るという報告もあります。どれくらいの期間刺激性下剤を使うと耐性がつくかはっきりしないのですが、数ヵ月の服用で耐性がつくこともあるようです。

ただ、一度耐性がついたとしても、刺激性下剤を止めると徐々に元通りになっていきます。しかし、極度の耐性がついてしまった場合は、本当に元に戻るかは分かっていません。

また、刺激性下剤を長年使っていた人が、完全にやめることは簡単ではありません。便秘外来には市販のコーラックを一度に60錠も飲んでしまう人が何人も受診しています。これほど大量の刺激性下剤を飲んでいてもその効果が出ない状態となると、他の薬を使っても治療は非常に難しいです。

女性ホルモンが便秘を引き起こす

女性と男性は何が違うのでしょうか？　私は新婚旅行のとき、妻とお互いをより良く理解するために「話を聞かない男、地図が読めない女」（アラン・ピーズ、バーバラ・ピーズ著）を旅行バックに入れていきました。女性と男性は考え方から何から根本的に違うものだと理解したことが、今の夫婦関係に（良い方向に）影響しています。とても示唆に富む本なので一読をお薦めします。要約すると、男性は狩りに出かけて獲物を仕留めないといけないので、おしゃべりをする余裕はありません。夜になると、疲れを癒すために一人でたき火を見つめる生活です。女性は男性が狩りに行っている間、集団で果実や木の実を集めたり、子どもの世話をしたりします。つまり女性は周りの女性と衝突せず、コミュニケーションをしっかりとることが重要です。話をすることがストレスの解消になります。

男性（女性）はこうだとか、こうあるべきだなど杓子定規に定義をしたり、優劣を比較したりするつもりは全くありません。男性も女性も色々で多様性を受け入れる余裕があるのは良い社会だと思っています。

ただ、便秘診療をしていると女性と男性は全然違うと感じることが多々あります。便秘外来を担当していると、同じ便秘患者でも男性は寡黙な人が多く、女性は自分の症状以外のこともたくさんお話してくれる人が多いと、常々感じています。

便秘の原因に話を戻すと、女性は男性とは異なり、女性ホルモンのせいで便秘になる人が多いのです。

女性は12歳前後で月経が始まり、50歳前後で閉経を迎えるのが日本人の平均です。月経とは妊娠に備えるために子宮が変化していく過程のことです。妊娠しやすくするために、子宮内膜が分厚くなるのですが、妊娠が成立しなかったとき、分厚くなった内膜が剥がれ落ちて、出血します。それが月経です。月経を調節するのに大きく関わっているのが、卵胞ホルモン（エストロゲン）、黄体ホルモン（プロゲステロン）という２つの女性ホルモンです。

卵胞ホルモンは、卵巣の中にある、卵子を含む袋（卵胞）によって作られるホルモンです。卵胞が発育、成熟していくと、卵胞ホルモンがたくさん作られます。卵胞ホルモンの働きによって、子宮の内膜が厚くなり受精できる環境が整います。子宮が十分に受精できる体制になったところで、卵胞から卵子が飛び出します。卵子が飛び出した後の卵胞を黄体といいます。黄体は卵胞ホルモンだけではなく、黄体ホルモンも作る働きを持ちます。黄体ホルモンは子宮の内膜をさらに受精に適した環境にする働きがあります。受精に適した時期に卵子が精子と結合すると妊娠が成立します。妊娠が成立しなかった場合、黄体は黄体ホルモンを作らなくなり、白体に変化します。そうすると受精のために準

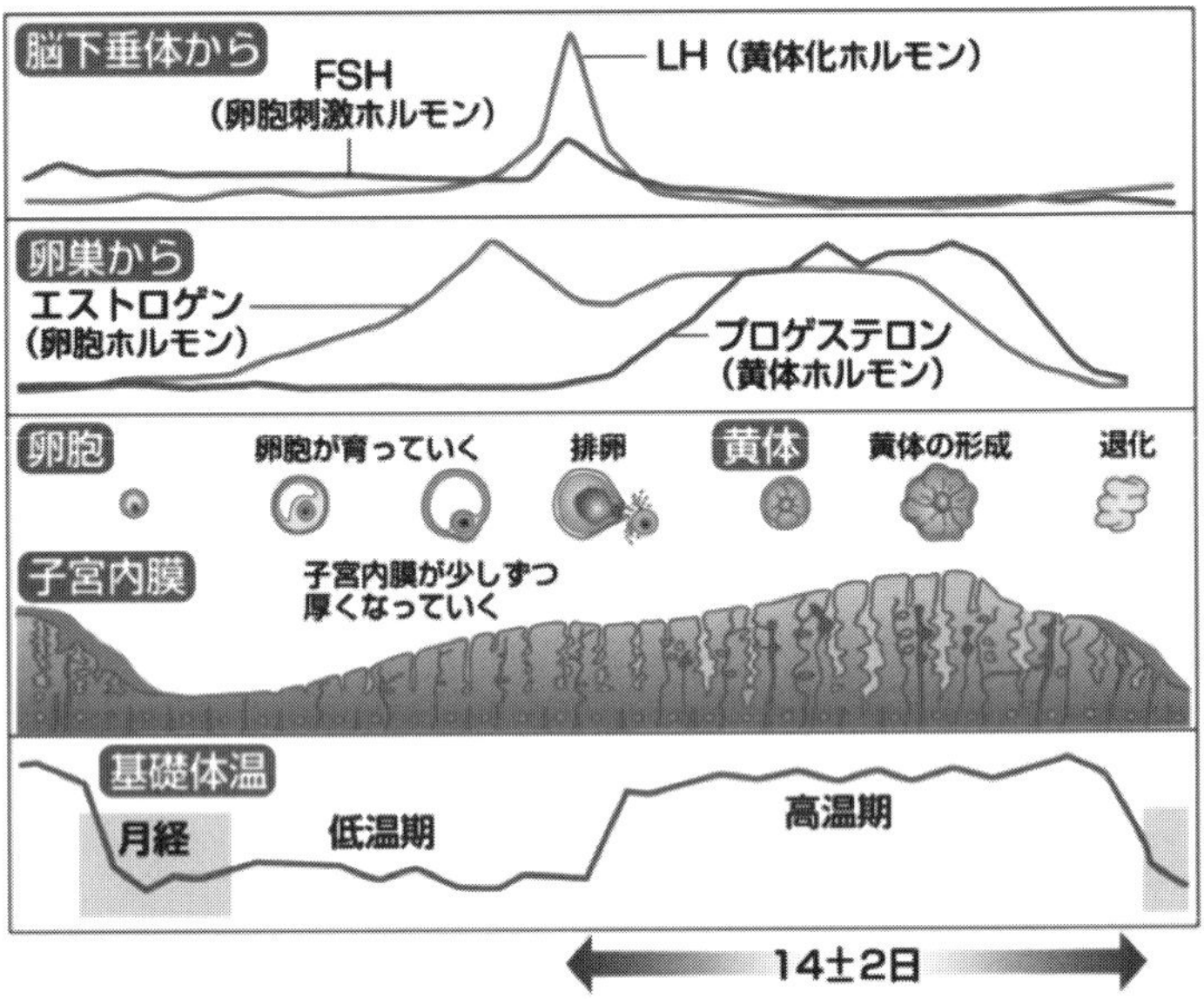

出典：日本産婦人科医会 HP「月経について教えてください。」より引用

備された子宮の内膜が剥がれ落ち、子宮から膣を通って体外へ出ていきます。

ここで、便秘に関係するのは黄体ホルモンです。黄体ホルモンの作用は妊娠の準備と書きましたが色々な作用があります。例えば黄体ホルモンは体温を上げる作用があります。黄体ホルモンが分泌されている時期、すなわち黄体期は、だいたい0.3～0.6℃体温が上がります。このような体温変化から排卵のタイミングを予測して、妊娠しやすい時期の見当をつけることは、女性には一般的でしょう。

その他、黄体ホルモンの作用として、水分を体の中にため込む作用や腸の動きを抑える作用があります。この作用のために便の水分が少なくなり、かつ腸も動かないので、便が出にくくなるのです。

つまり、月経前10日間ほどは黄体ホルモンのために便が出にくい環境になっています。月経が始まる頃には黄体ホルモンの働きが弱くなりますので、水をため込む作用、腸の動きを抑える作用も弱くなります。

そうすると今度は便が出やすくなるので、人によってはお腹を下しやすくなります。月経は平均すると28日～35日周期で起こりますので、１か月の中で便の出にくい時期、出やすい時期という周期があることになります。

このように、女性は１か月の間に少なくとも10日間は便が出にくくなる時期が、10歳頃から閉経まで40年近く続きます。

性別で便秘も変わる

男性、女性別に便秘治療で一番難しいと感じている例をご紹介しました。このような方々は極端なケースに見えるかもしれません。ただ、便秘外来を担当してから感じるのは、重症の便秘では男性型、女性型と分けても良いような症状の違いがあるということです。単に便が出ないことを便秘と考えている人が多いのですが、実はそうではありません。女性で重症の便秘の方は、便が出ないために腹痛や膨満感が強くなりやすいです。しかし男性で最重症の便秘の方は、少しでも便は出ます。便が少しは出るけど全然すっきりしなくて、一日中不快な状態が続くのです。もちろん、男性で便が出ない女性型の便秘になる人、女性で不快感が主体の男性型の便秘になる人も中にはいます。

「聴く」ことも大切な便秘治療

「便秘」という言葉の中には様々な症状が潜んでいることを理解すると、便秘で悩む人はもちろん、周りの人達も便秘のことを軽く考えることはなくなると思います。

便秘外来を受診する多くの人は、治療に反応して気分良く生活できるようになります。悩まれている方は、便秘外来の受診を考えてみられるのも一つの方法と思います。

特に男性で問題になりやすい「残便感」の悩みを持つ患者さんの中には、先述したように他の医療機関で「便はないからどうしようもない」と言われ、それ以上の診療を断られて傷付き、医療に不信感を持ってしまう人もいます。話を最後まで聞いてもらえなかったり、満足してなかったりすると、何かモヤモヤがたまってすっきりしない、余計にイライラして体調が悪くなるような気がしているのかもしれません。

それでもなんとか良くなりたいと、便秘外来を探して受診して来られるのです。そういう患者さんは医師や医療に対する不安と不満を抱えている人が多いので、まずはできる限り訴えを聞くことで信頼関係を築けるように努めます。時には30分も話を聞いているため、その後の患者さんを長くお待たせすることもあります。

患者さんの中には、「しっかりと話を聞いてもらえた、安心できた」と思うだけで体調が少し良くなる方もいます。そのため、月に一度は外来で話をしたいという人もいます。苦痛の訴えを聴いたり、食べ物や運動など生活習慣について話し合ったりしながら、患者さんとの対話を続けています。そうしているうちに、何かその人に合った治療法と出会うことができて、便秘が解消されるかもしれないと願うような気持ちになることもあります。精神科や心療内科の先生やカウンセラーの方々が普段されていることですが、まずは話を聞くということはとても大切だと考えています。

コラム1　便秘にサラダは無意味！　食べるべきは水溶性食物繊維

便秘外来を受診する患者さんの多くは、食物繊維が便秘に良いと知っています。そして実際に食物繊維を摂ろうと努力しています。しかし、どんな食事をしているか尋ねてみると、野菜サラダなどの生野菜をたくさん摂っている人が多いことに気づきます。詳しくは5章の「食事療法はとても大事」でお伝えしますが、これは便秘の治療という点では効果がありません。

「便秘といえば食物繊維」＝「野菜をたくさん」＝「レタスやキャベツなど葉物野菜」＝「サラダ」とイメージされている方が多いと思います。実は便秘の解消に葉物野菜はあまり役に立ちません。なぜなら便秘解消に役立つ食物繊維は、腸内細菌の活動を活発化させる水溶性食物繊維であり、レタスなどの葉物野菜にはあまり含まれていないからです。葉物野菜には不溶性食物繊維が多く含まれます。野菜のスジなどはまさに不溶性です。確かに不溶性食物繊維を多く摂ると便の量が増え、便の形がしっかりします。大腸の動きが正常の人はこれで便秘は良くなります。

しかし、多くの人は大腸の動きが弱いタイプの便秘です。不溶性食物繊維を多く摂ると便は増えますが、大腸の動きは良くないので、余計に便が詰まってしまいます。食物繊維を摂っても便秘が良くならない理由の一つは、摂っている食物繊維の種類を誤っていることです。不溶性食物繊維ではなく、水溶性食物繊維を多く摂ることが必要になります。

水溶性食物繊維は便の形を作るのではなく腸内細菌の栄養になっています。善玉菌が元気になると、体に良い様々な有機酸（酪酸や乳酸、プロピオン酸）が作られて、腸の動きが良くなるのです。これらの有機酸が大腸を動かすエネルギーとなり、腸の蠕動運動が良くなって便秘が改善します。ほとんどの野菜は不溶性食物繊維の方が水溶性食物繊維よりも多く含まれています。ですから食物繊維を摂ろうと意識するときは、水溶性食物繊維を多く摂るよう意識することが大事です。

水溶性食物繊維を多く含むのは、らっきょうやにんにく、ごぼうなどの根菜類やワカメなどの海藻類です。また、リンゴやキウイフルーツ、プルーンなどの果物も水溶性食物繊維が豊富で、便秘解消に役立ちます。

第二章

便秘の人は寿命が短い

〜便秘の疫学

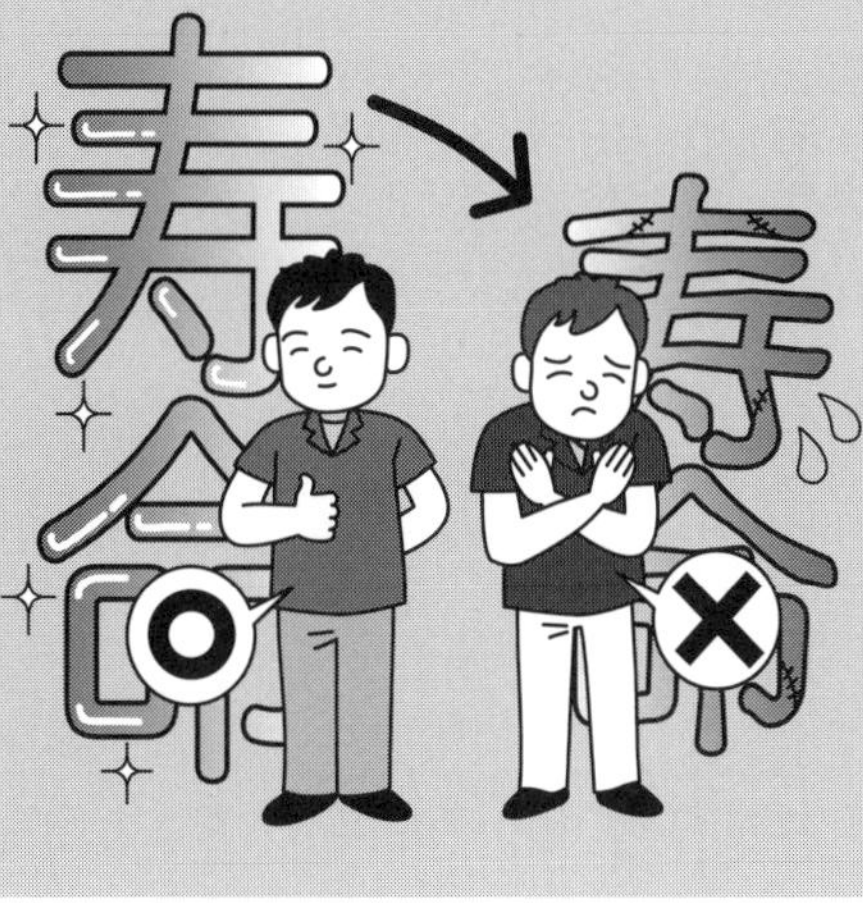

女性に非常に多いと思われている便秘ですが、本当にそうでしょうか。男性で便秘症の人はどれくらいいるのでしょう。また、便秘外来を受診する人はどのような人なのでしょうか。ここでは、便秘症の疫学について説明します。

国の調査データの落とし穴

便秘に関する最も大規模な調査は、厚生労働省の「国民生活基礎調査」（無作為抽出による国内約28万世帯の70万人が対象）です。毎年行われていますが、3年に一度の大規模調査では便秘についても調べられます。

国民生活基礎調査の概況の結果は、公開されているので誰でも見られます。この調査から便秘の有訴者、つまり自分を便秘だと感じる人の割合が分かります。結果は、男性で1000人中24・5人（2・45％）、女性で1000人中45・7人（4・75％）が便秘だと感じていました（図　便秘の有訴者数）。女性は20歳代から便秘と感じる人が増え、60歳代からさらに増加します。一方男性は60歳代までは便秘と感じる人は少数ですが、70歳代以降に急増します。そして80歳代以上では男性と女性でほぼ同数となります。

この結果を見てどう思うでしょうか？　30万人という大規模調査ですから、信頼できるはずです。テレビや雑誌などで便秘症の人数を説明する時によく使われているので、目にしたことがある人もいるかもしれません。

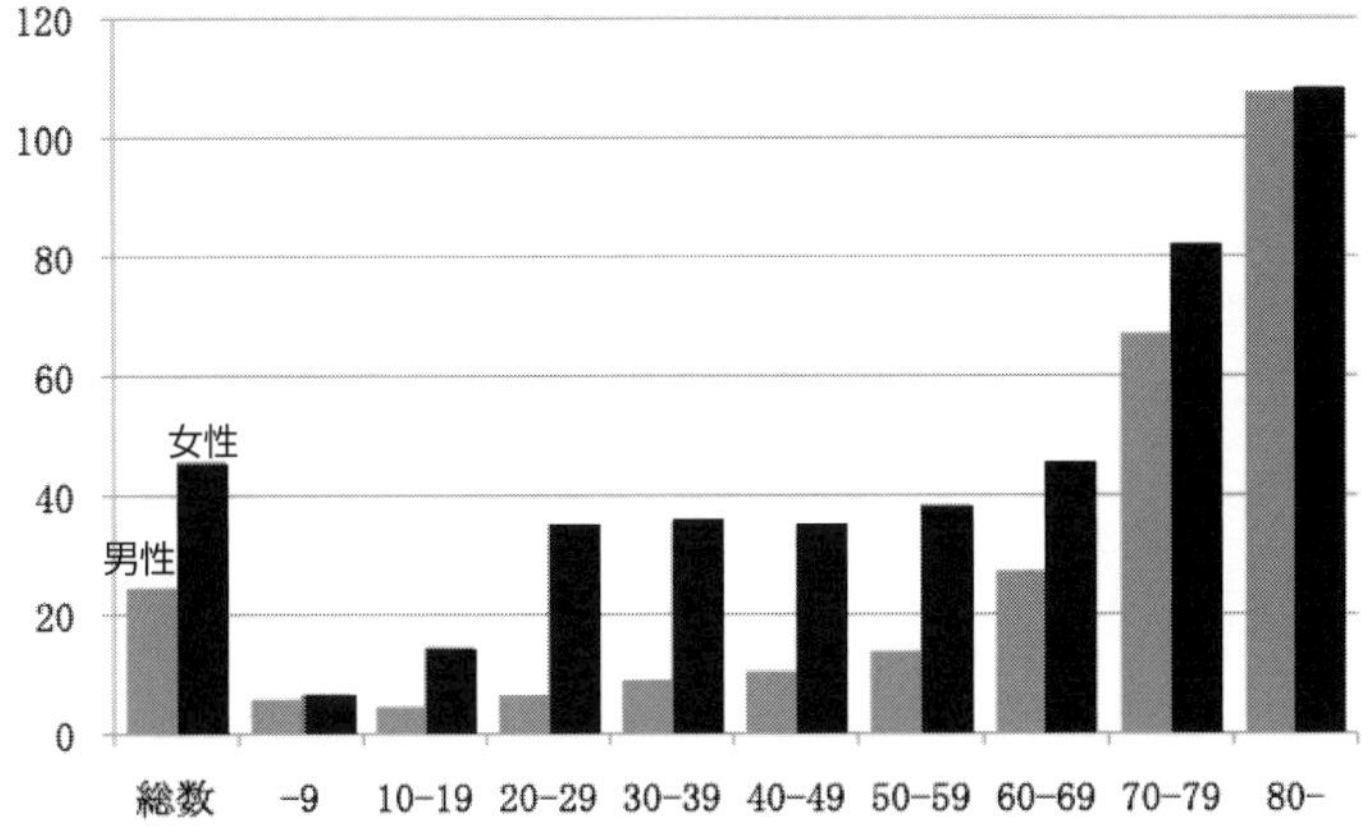

図　便秘の有訴者数（H28 年国民生活基礎調査の概況より作成）

しかし、私はこの結果を見て「便秘の有訴者が少な過ぎないか？」と思いました。30歳代女性で便秘と自覚している人が４％以下、つまり25人に１人より少ないというのは、私の感覚とあまりにもかけ離れています。あなたはどう考えるでしょうか？　私はなぜこのような数字になったのか気になったので、調査がどのように行われたのか調べてみました。

図（質問票）が国民生活基礎調査で用いられる質問票です。「あなたはここ数日、病気やけがなどで体の具合の悪いところ（自覚症状）がありますか。」という質問に答える形式です。自覚症状が「ある」場合、42個の症状から当てはまるものを全て選びます。

自分が便秘に当てはまると思っても、体の具合が悪くなるほどでなければ選ばない人は多いと思います。また、便秘以外にもっと困っている症状があれば、そちらを選ぶかもしれません。質問にある「ここ数日」は何ともなかったけど、便秘のために時々お腹がつら

▼
質問3　あなたは**ここ数日**、病気やけがなどで体の具合の悪いところ（自覚症状）がありますか。

1 ある　2 ない ➡ **質問4へ**

補問3－1　それは、どのような症状ですか。**あてはまるすべて**の症状名の番号に○をつけてください。その中で最も気になる症状名の番号を番号記入欄に記入してください。

全身症状
- 01 熱がある
- 02 体がだるい
- 03 眠れない
- 04 いらいらしやすい
- 05 もの忘れする
- 06 頭痛
- 07 めまい

眼
- 08 目のかすみ
- 09 物を見づらい

耳
- 10 耳なりがする
- 11 きこえにくい

胸部
- 12 動悸
- 13 息切れ
- 14 前胸部に痛みがある

呼吸器系
- 15 せきやたんが出る
- 16 鼻がつまる・鼻汁が出る
- 17 ゼイゼイする

消化器系
- 18 胃のもたれ・むねやけ
- 19 下痢
- 20 便秘
- 21 食欲不振
- 22 腹痛・胃痛
- 23 痔による痛み・出血など

歯
- 24 歯が痛い
- 25 歯ぐきのはれ・出血
- 26 かみにくい

皮膚
- 27 発疹（じんま疹・できものなど）
- 28 かゆみ（湿疹・水虫など）

筋骨格系
- 29 肩こり
- 30 腰痛
- 31 手足の関節が痛む

手足
- 32 手足の動きが悪い
- 33 手足のしびれ
- 34 手足が冷える
- 35 足のむくみやだるさ

尿路生殖器系
- 36 尿が出にくい・排尿時痛い
- 37 頻尿（尿の出る回数が多い）
- 38 尿失禁（尿がもれる）
- 39 月経不順・月経痛

損傷
- 40 骨折・ねんざ・脱きゅう
- 41 切り傷・やけどなどのけが

- 42 その他

最も気になる症状の番号記入欄 ➡ □□番

図　質問票（出典：厚生労働省国民生活基礎調査）

くなる人もいるでしょう。「便秘かどうか」を調べる質問ではなく、「何によって体調不良を感じているか」を複数項目の中から選ばせる形の質問なので、便秘の有訴者が少ないという結果になったのかもしれません。

これだけ多くの項目の中から便秘を選ぶ人は、本当に便秘で困っているに違いありません。調査結果の数字は、「便秘のために生活に大きく影響を受けており、なんとかしたい」と考えている人の割合ではないでしょうか。つまり、国民生活基礎調査の結果は、便秘症に対して医療機関で治療を受けようと考える人の割合に近いので

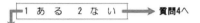

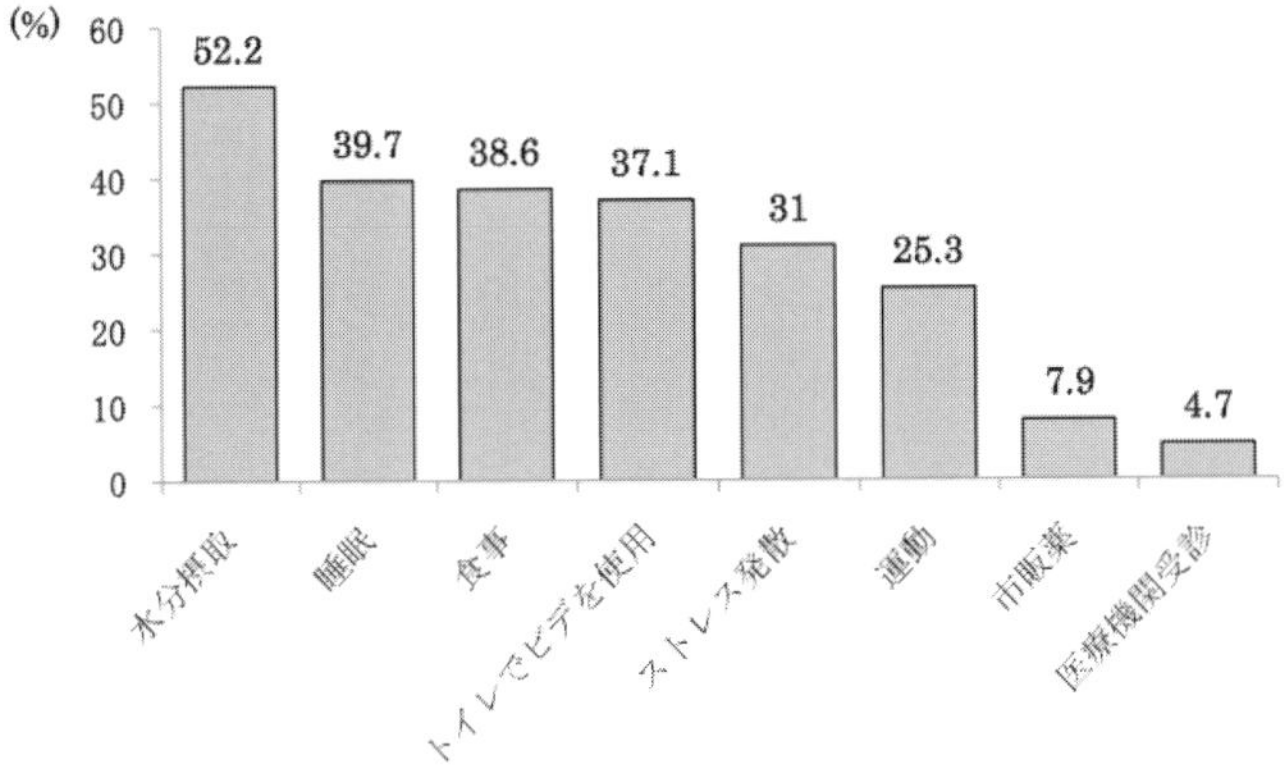

図　便秘の対処方法
出典：Tamura A, et al. J Neurogastroenterol Motil. 22(4): 677-685, 2016.

はないかと私は考えています。

便秘に特化した調査

日本国内で便秘を調査したものが他に無いかを調べてみたところ、２０１６年に報告された研究結果がありました。調べた人数は５１５５人と、厚生労働省の調査と比べると小規模ではありますが、便秘に特化した調査報告です。便秘に関する様々なことがわかるのでご紹介します。

まず、自分自身が便秘だと感じている割合は、女性で37・５％、男性で19・１％でした。女性の約５人に２人、男性の約５人に１人の割合です。非常に妥当な結果だと思います。

自分が便秘だと思う人とそうでない人に対する質問を見ると、１週間の排便回数は便秘の人とそうでない人で、それぞれ４・２回と８回。硬い便が出るのは46・９％と８・４％、残便感は70・３％と23・０％

という結果でした。

便秘の対処方法で一番多かったのは水分摂取（52・2％）で、次いで睡眠をしっかりとる（39・7％）でした。薬局で便秘薬を買う人（7・9％）、医療機関を受診する（4・7％）のはそれほど多くないことが分かりました（図　便秘の対処）。

この調査で医療機関を受診すると答えた人（4・7％）と国民生活基礎調査で便秘だと答えた人（男性2・45％、女性4・57％）が似ているのは、偶然にせよ非常に興味深いと思います。

便秘外来新患、70歳以上は男性が多い

私が担当している便秘専門外来を受診する人について説明します。2017年4月から2020年2月までで、567人の新しい患者さんが受診されました。

女性が387人（68・3％）、男性が180人（31・7％）でした。男性が3割を占めていることから分かるように、便秘は決して女性だけの病気はありません。

平均年齢は女性が53・3歳で男性は67・6歳です。男性は明らかに高齢者が多いです。男女別、年齢別に受診された方の人数をグラフにしたものが図（便秘外来の受診患者）です。

女性は20歳代からかなり多くの方が便秘外来を受診されています。女性は30歳代以上では年齢による差はあまりありません。一方、男性は60歳代から急激に増えています。70歳代で女性とほぼ同数、80歳代では男性の方が多い結果でした。70歳以上の人数で比べると男性の方が女性よりも多く受診し

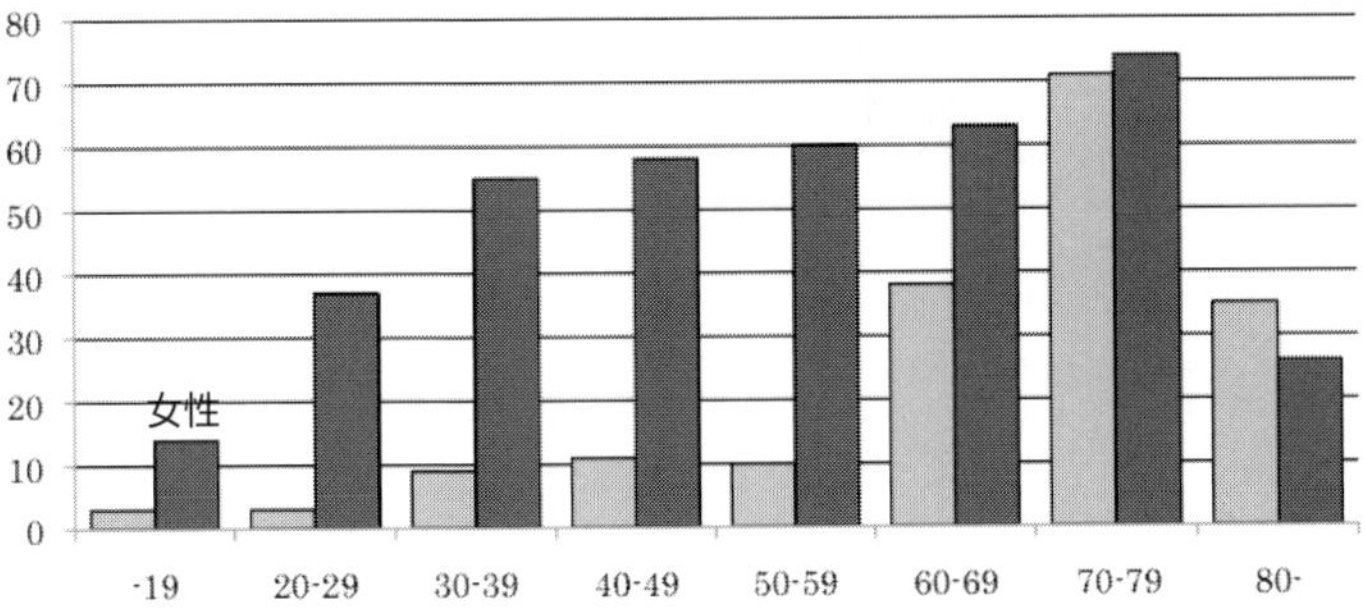

図　便秘の外来患者

ていました。

若い頃は男性の便秘は確かに珍しいのですが、高齢になるとむしろ多くなります。男が便秘なんて珍しいという考えは全くの見当違いであることが分かります。

男性の便秘は複雑

私の便秘外来の患者さんの３割が男性であることは伝えましたが、多くの方が精神的な部分にも不調が現れています。人間関係にも影響が出て、家の中の雰囲気が悪くなります。そのためか、奥様が付き添いで来られるケースが多いです。

便秘外来を開始して1年経過時点で、どのような患者さんが受診していたかを調べました（図）。その時点では約１５０名の新しい患者さんが受診されていました。p値が０・05以下の時、統

	女性	男性	p 値
年齢	52.2 歳	69.7 歳	<0.01
ブリストルスケール	2.2	3.7	<0.01
全ての薬	4.1 剤	8 剤	<0.01
便秘薬	1.5 剤	2.6 剤	<0.01

図　便秘外来を受診した患者

計学的に差があると言えます。

男性の方が高齢の方が多く、男性は平均70才でした。

ブリストルスケール（4章「問診─便の硬さ～ブリストルスケール」参照）は便の硬さを表す指標で、4が理想的とされる、いわゆるバナナ状の形状です。1はコロコロしたウサギの便（兎糞状）、7は水様便です。男性はブリストルスケールが平均3・7で、理想便に近いことが非常に興味深いです。いい形の便は出るのですが、満足感が低いため便秘外来を受診します。

高齢の方が多いからなのか、薬も受診時に平均で8剤服用されていました。便秘薬に限っても、2・6剤も使用しています。

その他、便秘の重症度や便秘の期間などを調べたところ、男性も女性も客観的な指標では大差ありませんでした。しかし、便秘になってからの期間は男性の方が明らかに短いという結果でした。

そして、便秘症によって生活の質がどれくらい低下したか、という質問をしたところ、男性の方が精神的な面に関する項目で明らかに悪い結果が出ました。

便秘の重症度スコア（4章「問診─質問票に答える」参照）は0～4点で点数化したもので、大きいほど症状が重いことを示します（N.S は統計学的に差がないことを示します）。

男性も女性もだいたい13点くらいと中等度の便秘症の方が受診していました（図）。しかし、便秘になってからの期間は、男性の方が明らかに短いことが分かります。

便秘によって生活の質がどの程度変化するのかを調べてみました。便秘による「生活の質」（ＱＯＬ：

	女性	男性	P値
合計	13.4	13.6	N.S.
排便回数	0.93	0.94	N.S.
苦痛を伴う	2.63	2.86	N.S.
残便感	2.69	2.71	N.S.
腹痛	1.23	1.12	N.S.
排便時間	1.27	1.56	N.S.
補助	0.9	0.89	N.S.
出そうで出ない	1.71	1.85	N.S.
便秘期間	2.54	1.89	0.016

図　男性と女性で比較した便秘の重症度スコア

	女性	男性	P
食事量の減少	1.13	1.81	0.02
イライラした	1.79	2.5	0.01
動転・混乱	1.06	1.75	0.03
自信喪失	1.69	2.39	0.03
自己コントロール	1.49	2.23	0.03

図　生活の質質問票28項目のうち、男性で有意に悪かった項目

Quality Of Life）の評価を答える質問票（4章「問診―便秘による『生活の質』の低下」参照）は、28個の質問からできています。例えば、便秘のために「お腹が破裂するかと思うぐらいお腹が張った感じ」が、全くない（0点）、少しあった（1点）、ある程度あった（2点）、かなりあった（3点）、ものすごくあった（4点）と一つずつ質問の答えに対して点数をつけていきます。点数が高いほど重症であることを示します。

この結果を見たところ、男性の方が女性と比べて明らかに悪い項目がいくつかありました。

女性と比べて男性で明らかに悪い結果だったものは、「便秘のために食事が減った」「便秘という状態のためにイライラした」「便秘という状態のために動転、混乱、うろたえた」「便秘という状態のために自信がなくなった」「便秘で自分をコントロールできていない感じがした」の5項目でした。

5項目を見ると食事以外の項目は、精神的な側面に関する項目です。診察の時に感じている通り、男性の方が精神的に問題を抱えやすいという結果でした。

性別で比較した場合、女性が男性より悪い項目は一つもありませんでした。この調査から、男性は女性と比べて便秘によって精神的なダメージを受けやすいことが分かりました。

便秘の人は寿命が短くなる

私は便秘症を生活習慣病の一つと捉えて治療を行った方が良いと考えています。便秘は単に不快な症状が出るだけでなく、健康に関する悪影響がいろいろと報告されているのです。

慢性便秘症の人はそうでない人と比べると寿命が短くなるという研究結果が、２０１０年にアメリカで報告されました（図）。

約３万人を15年間追跡した調査なのですが、基準に基づいて診断された、便秘症の人の10年後生存率は73％、慢性便秘でない人は85％と生存率に差がでました。これは便秘のために癌などの他の病気が増えたから、という理由ではありませんでした。

私は高血圧や糖尿病などの生活習慣病と同じく、便秘もより積極的に治療をした方が良いと考えるようになりました。

便秘で悩む患者さんの生活の質が低下するのは明らかです。家族関係が悪化したり、仕事に集中できない、あるいは外出できなくて孤立してしまったりと、便が出ない不快症状に付随して様々な悪い

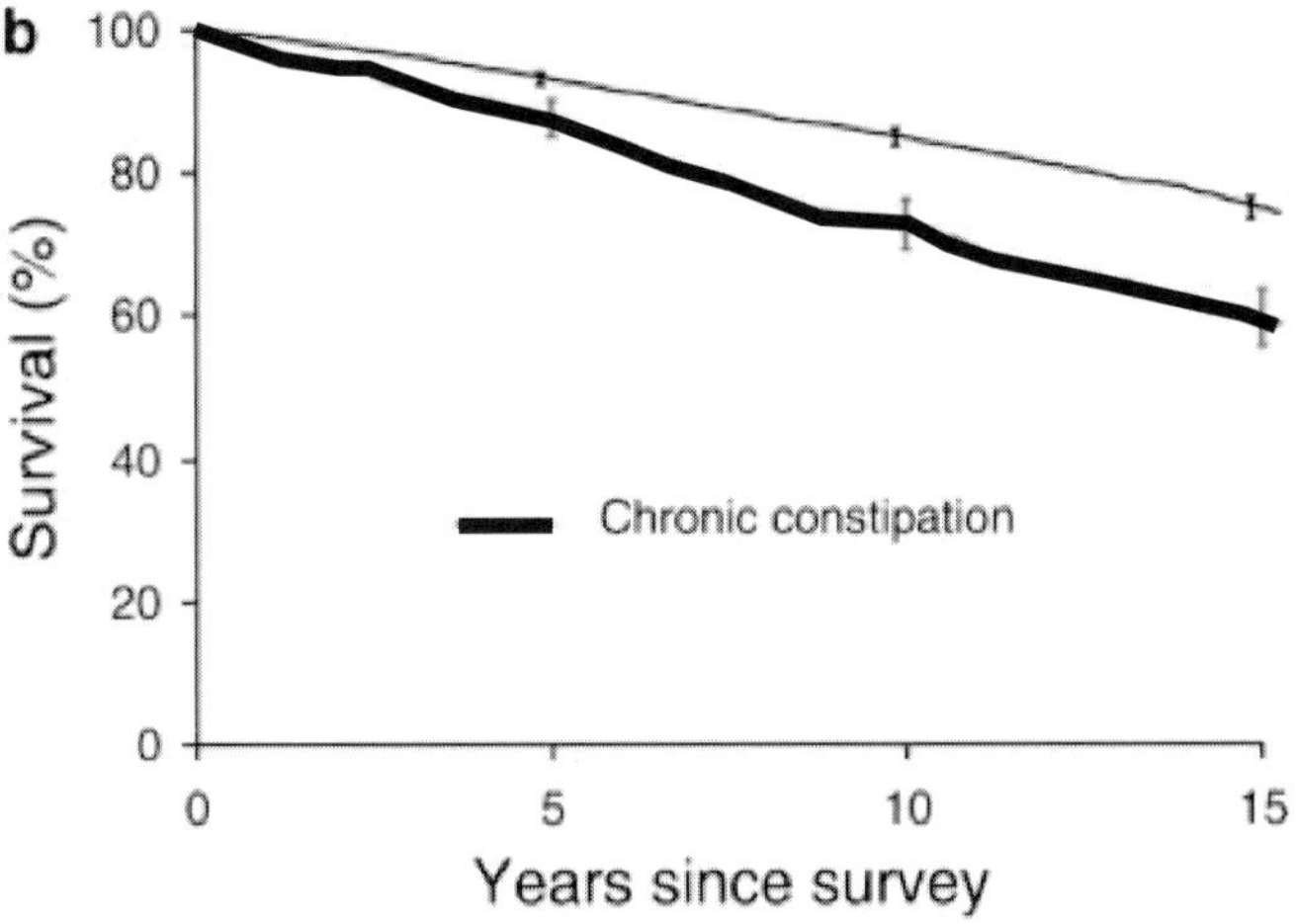

図　15年後までの生存率（便秘対非便秘）

影響が現われます。

このため「たかが便秘」と考えず、生活習慣病の一つと捉えて積極的に治療に関わっていくよう、医療者も一般の方々も意識を変えるべきだと思います。

うつと便秘は関係がある

事例で高齢男性の便秘患者さんがうつになった話をしましたが、便秘症とうつ病などの精神疾患には関連があります。

慢性便秘症の診療ガイドライン（２０１７）によると、慢性便秘患者の６割程度にうつ、不安などの状態があるとされ、健康な人よりも高い数値です。生活の質（ＱＯＬ：Quality Of Life）についても、特に心理的な面での低下が指摘されています。重度の便秘の患者さんに対して精神的なケアは欠かせないことが多く、心療内科や精神科を並行して受診する方も多いです。

うつ病の身体症状の一つとして便秘になる人がいる一方、便秘になるまではなんでもなかったのに、便秘が原因でうつ症状になる人もいます。「ニワトリが先か、タマゴが先か」のような話になりますが、「便秘とうつのどちらが先に起こったか」という議論にはあまり意味がありません。患者さんの立場に立って考えれば、どちらの症状も非常につらいものだからです。

便秘外来では便秘を改善することが一番の目的ですが、結果としてうつの改善にもつながります。その逆も然りで、うつの症状がよくなることで便秘が改善することもあります。

コラム2 「たかが便秘で」のイメージで余計に苦しくなってしまう

「便秘」は、「頭痛」や「肩こり」と同じぐらい、体の不調を表す言葉として世間に馴染んでいると思います。ひどくなると病院に行くこともあるけど、多くは自分で対処する、それほど大きな問題ではないというイメージがあるのではないでしょうか。

便秘はとてもありふれたものなので、食事や運動で便秘を良くするための特集がテレビや雑誌で特集されたり、市販の便秘薬や便秘改善のサプリメントの広告を目にしたりする機会も多いことでしょう。

そういったことから、便秘は病院で診察を受けて治す「病気」なのではなく、自分でなんとかするものだという思い込みがあるかもしれません。

また、便秘は女性がなるもので、「男性が便秘で深刻に悩んでいるなんて、みっともなくて言えない」と考えてしまう人もいます。そのような雰囲気が、便秘で深刻に悩んでいる人を余計につらくしている現状があると思います。「たかが」便秘でこんなにつらいと感じるのは意気地がないのではないか、気持ちが弱いのではないか、なぜ便秘「ごとき」で、一日中頭の中がいっぱいになってしまうのか…。便秘のことを思えば思うほど、気持ちは落ち込み、つらくなります。気持ちが暗くなるとともに、排便のタイミングを逃したくないという思いから、出掛けるのも嫌になり、自宅で引きこもってしまいます。「あまりのつらさに死にたくなる」と、はっきり口にする人もいるくらいです。家族も心配になって、一緒に通院している人が多くいます。日々の診療の中で重症の便秘患者さんを診ていると、「たかが便秘」とはとても思えません。

家族や友人、知人、そして診察を受けた病院の医師などから、「たかが」便秘でそこまで苦しむのかと思われてしまうことが、余計に本人を苦しめます。便秘といっても「たかが」では済まない人が大勢いること、便秘で悩んでいる人は多くいるということを、知ってもらえればと思います。

コラム3 書店に行くと便をしたくなる?

書店でゆっくりと本を探していると、突然トイレに行きたくなる経験をしたことはありませんか?もし思い当たることがあれば、それは思い過ごしではありません。

書店にいると便意をもよおすという人は、実はかなりいるようです。この感覚を1985年に、青木まりこさんという一般女性が雑誌「ほんの雑誌」に「2~3年前から書店に行くたびに便意をもよおすようになった」と投稿したところ、同じような経験をしたことがある人からの反響が非常に多くあり、その雑誌で特集が組まれるほどになりました。このため、書店に行くと便意をもよおす状況を、青木まりこさんの名前を冠して「青木まりこ現象」と呼ばれるようになりました。そのようになる理由について、実に様々な推測がされていますので、一部をご紹介します。

精神的な影響から説明する説があります。「トイレがない状況で、もしトイレに行きたくなったらどうしよう」といった不安や、逆に書店という非日常的な空間で好きな本を探すことが心身をリラックスさせ便意をもよおすという説があります。

姿勢や視線によって便意をもよおすという説もあります。立ち読みによって自然と腹筋に力が入り便意が促されることや、本を手に取るときに体をねじったり、前屈みになることで腸の弯曲がなくなり便が肛門まで下りてくるため便意をもよおすという説です。

自律神経の働きによるという説もあります。眼を閉じることは自律神経のうち副交感神経が働きやすくなるため、リラックスした状態になります。すると腸の動きが活発になって便意が起こりやすくなるのです。書店で立ち読みをする時は伏し目がちになるため、自律神経の働きが排便に適した活動になるというわけです。

実に様々な説が真面目に考察されていますが、真偽は不明です。ただ、書店に行くと便意をもよおす人がいることは間違いないようです。便意が出ない人は、一度試してみてはいかがでしょうか？

第三章

便秘の定義

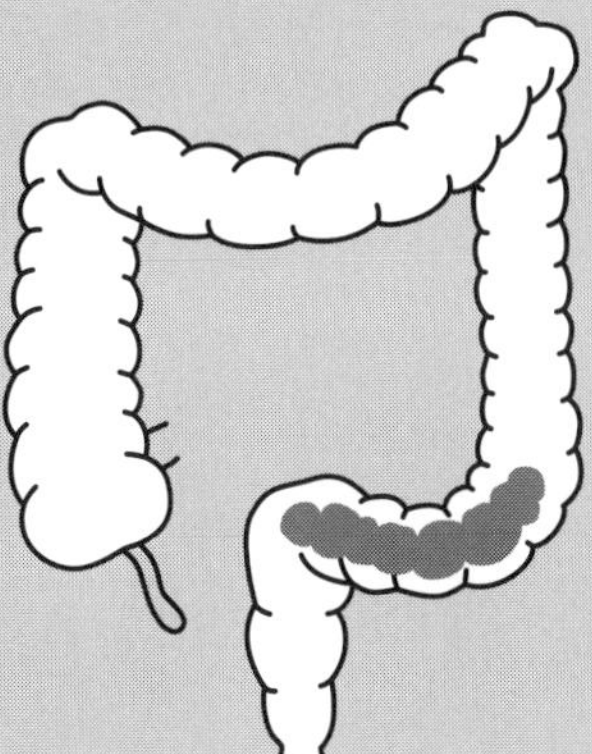

ここまで便秘で悩む方の事例、疫学について話してきましたが、そもそも便秘とは具体的にどんな状態のことでしょうか？　この章では便秘をより深く理解していただくために、定義や便を運ぶ大腸について説明します。

大腸って、どこのこと？

大腸は場所によって名前が細かく区分されています。大腸の一番始まりの部分、右側の大腸は盲腸と上行結腸、右上から横に渡って左上までを横行結腸、左上から左下までを下行結腸、左下からS字状に曲がりくねっているところをS状結腸、肛門に近いところを直腸と呼びます。

ところで、医療者と患者さんとでは、そもそも「大腸」の捉え方が違うことの分かる面白い話があります。

私が大腸癌の治療をしていた時、大腸の一部であるS状結腸に癌のある患者さんがおられました。ある日その患者さんに、病名や進行度、手術の方法などをひとしきり説明しました。すると次のように質問されたのです。

「それで、私の病名は大腸癌ですか？」

私は思わず「え？」と聞き返しそうになりました。S状結腸は大腸の中で左下腹部の曲がりくねった部分のことなので、大雑把な括りでは「大腸癌」と言えるため、その質問に答えるなら「はい」となります。それでも、私はS状結腸が大腸の一部であることを最初にイラストに描いて説明していた

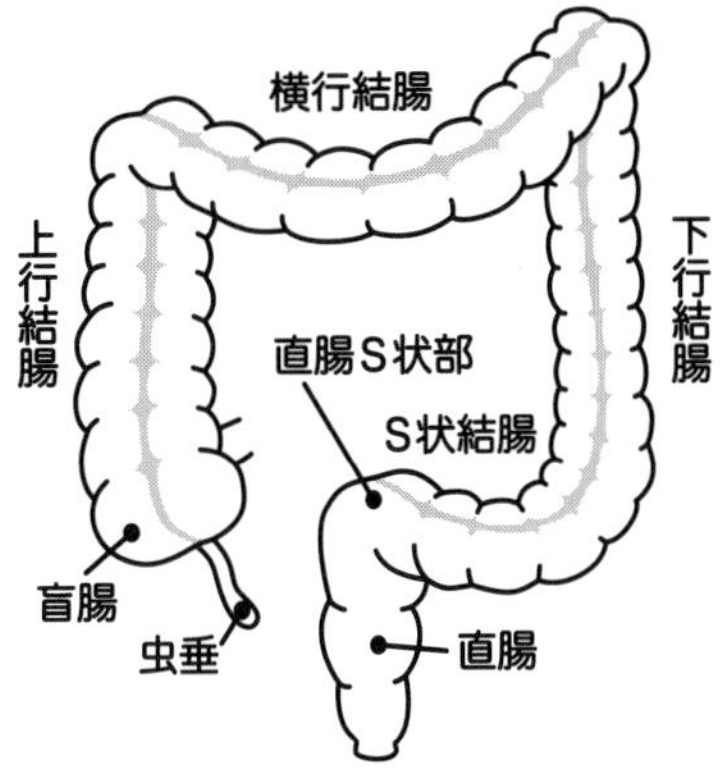

ので、そう尋ねられて初めて、「伝わっていなかったんだ」と愕然としたのです。

私はこの経験から、一般の方と医療者の感覚的な違いを知ることができました。

医療者でも、胃癌や肺癌など他の癌と治療方法や成績を比較するときは「大腸癌」という表現で十分かもしれません。ただ、「大腸癌」そのものをさらに掘り下げて考える時は、癌の場所が大腸の右側なのか左側なのか、あるいは肛門に近いのかなど、場所を細かく区切って考えていく必要があります。

例えば、東京在住のあなたが住所を尋ねられた時、外国人からの質問だったら日本に住んでいると答えても良いかもしれません。大阪へ出張に行ったときなら、東京など都道府県単位で答える人も多いでしょう。東京生まれの人と話す時は住んでいる市区町村や最寄り駅などを答えた方が通じやすいと思います。今回の場合を例えると、その患者さんに東京タワーの場所を説明することになったとします。私は位置や行き方を理解してもらいたくて「東京タワーは東京都の中でも港区芝公園4丁目というところにあり、最寄り駅は…」と細かく説明したのですが、患者さんにとっては、「東京タワーはどこにあるのか」を知れるだけで十分だったのです。

特にその患者さんの場合は、テレビや雑誌などでよく見かける「大腸癌」という言葉が馴染み深かったので、その方が理解しやすかったのでしょう。私が細かく伝え過ぎていたため、大腸癌とS状結腸癌を別の病気と理解されていたのかもしれません。

もちろん治療法の細かい部分まで知りたい患者さんもおられますので、何をどの程度理解したいと思っているかは患者さんによって違います。ただ、実際には、説明したことを全て理解していただいているとは限らないということに気をつけています。医療者には説明責任があるからといって一方的に話しても、患者さんには理解してもらえていない、ということは多いです。言われた内容を理解できず、質問できないまま帰ってしまう方もおられます。でも、コミュニケーションのズレをそのままにしてしまっていたら、その後の治療や信頼関係にも影響してきます。私はなるべく目の前の患者さんが何をどの程度理解したいと思っているかに気付けるよう、質問しやすい雰囲気を作ることを心がけています。特に、便秘治療の場合は原因や治療が複雑になるケースがあるのでコミュニケーションのボタンを掛け違えないようにすることはとても大事だと考えています。

便は8割が水分

次に食べた物がどのように便になるかを説明したいと思います。私たちは食べ物を口で噛み砕き、唾液と共に飲み込みます。そしてそれらは食道を通って胃に入ります。唾液や胃液によってある程度消化された食べ物は、小腸に運ばれて消化され、栄養分が吸収されます。消化されずに残ったものが大腸に流れていきます。これが便になります。

大腸ではそこから水分が吸収され、最終的に残ったものが便となって体外へ排泄されます。ただし、便は食べ物の残りかすだけでできているわけではありません。

実は便の中身の８割は水分です。後は、食べた物の残りかす、大腸の中にいる腸内細菌とその死骸、腸の粘膜が新陳代謝で剥がれ落ちたもので、それぞれ約3分の1ずつになります。「こんなに食べているのに便が少ししか出ない、いったい食べた物はどこへ行ったのだろう?」という質問に対する答えがこれです。食べた物の残りかすは便の中身としては決して多くないのです。

食べた物の多くが消化、吸収され体の栄養となるため、残りかすが少ないのかもしれません。また、大腸の中に便が長くとどまっていると、水分が吸収されてボリュームが少なくなります。あるいは新陳代謝が活発ではなく、腸の粘膜があまり剥がれ落ちないのかもしれません。

そうすると便が少ないのは、体が効率良く働いているということを意味するのですから、特に治療をする必要はないかもしれません。

ところで、便は大腸の始まりから、終わりである肛門までずっとつながっているわけではありません。心太式（ところてんしき）という言葉がありますが、後ろから入ってきたものに押し出されて、すでにあるものが自然に前へ進む様子を言います。便は心太式に出ていくイメージを持ちやすいですが、そうではありません。

大腸は排水管のような硬いパイプではなく、大腸自体が蠕動運動《ぜんどううんどう》という奥から手前に向かって、うねうねと動くことによって、便を送り出しているのです。

通常は肛門から20㎝くらい奥で便は待機しています。便秘が続いて便がたまってくると左下腹部が張ってくることを経験したことがあるかもしれません。それはS状結腸に便がたまっていることを意味しています。

食事などの刺激やマッサージによる刺激が大腸に加わると、腸の蠕動運動が活発になります。そうしてS状結腸便で待機していた便も肛門へ向かって送られてくるという仕組みです。

蠕動運動の中でも、「大蠕動」という大きくダイナミックな腸の蠕動運動が、1日の中で何回か起こります。大蠕動が一番起こりやすいのが朝食後と言われています。大蠕動によって便が肛門の近くまで下りてくると、肛門の近くの大腸、すなわち直腸が膨らみます。

直腸が膨らんだことが、神経のネットワークを介して脳に伝わり、脳から「排便したい」というシグナルが直腸に送られます。それが便意なのです。スムーズにいけば、そこでトイレに行き、排便完了です。食べたものが便になって排泄されるまでは、大体24～48時間かかります。

排便したいときに我慢することを繰り返していると、直腸に便がたまって信号が脳に送られても、それが便をしたいという感覚に変換されなくなっていきます。そのため、段々と便意を感じにくくなり、便秘になってしまいます。

具体的な便秘の定義

ここまでの話で、便秘とは単に便が出ないだけではないということを、なんとなくイメージできていれば幸いです。

慢性便秘症診療ガイドライン（２０１７）によると、便秘は、

「本来体外に排出すべき糞便を十分量かつ快適に排出できない状態」

を指します。

この定義は、多分に主観的な言葉で作られています。例えば、「十分量」がどれくらいかは非常に曖昧ですし、「快適」というのは人によって感じ方が全く異なるでしょう。つまり、便秘は病院で診察や検査を受けて初めて診断するというものではなく、自分自身がどう感じているかがとても大事なのです。

ですから、便がすっきり出ないからと病院を受診して、「あなたは便秘ではないから気にしなくて良いですよ」と言われたとしたら、医師があなたの便秘に対してきちんと向き合っていないと言えるかもしれません。

また､逆に「便はきちんと出ていて特に何も症状はない。だけど週に1回しか出ていないから心配」という方が受診されることもあります。この場合は週に1回と少ないかもしれませんが、お腹が張ったり痛くなったりするわけではないのですから、十分量が出ていると判断してよいでしょう。そうすると、便秘としての治療は特に考えなくてもよいということになります。

上記の定義が曖昧なので、もう少し具体的に説明します。便秘症の定義は、便秘などの機能性胃腸

障害について話し合う世界規模の委員会である、ローマ委員会が作った基準が分かりやすいです。この便秘症の定義を日本語に訳したものが慢性便秘症診療ガイドラインに記載されています。

・自発的な排便回数が週に3回未満である

排便の4分の1超の頻度で

・強くいきむ必要がある
・兎糞状または硬便である
・残便感を感じる
・直腸肛門の閉塞感や排便困難感がある
・用手的な排便介助が必要である（摘便、会陰部圧迫など）

これら6項目のうち2つ以上を満たす時に便秘症と診断します。「排便の4分の1超の頻度」というのは、排便4回のうち1回以上の頻度で、という意味です。

私はこの定義を常に頭に入れながら、患者さんとお話をしています。「排便は毎日あるけど、ものすごくいきむし残便感がある」のは便秘症です。「排便は週に2回だけど、特に不便はない」という場合は便秘症ではありません。

外来を受診する人は、何か不快な症状や不安な気持ちがあって受診するわけですから、便秘症と診断がつかないからといって治療をしないわけではありません。自分の状態が便秘か知りたいという理由で受診する人も中にはいますので、そのような人には便秘症ではないと説明するだけで納得して、治療を要しない人も確かにいます。

しかし、定義上は便秘症に当てはまらなくても、お腹の不調をなんとかしたいという人も多く受診します。例えば、便の回数が少ないのに加えて、便が出ないとお腹が痛くて仕方がないという場合、これは便秘症ではありません。過敏性腸症候群（便秘型）という便秘症とは違う病名になります。お腹がとにかく張る場合は、機能性腹部膨満という、また別の病名もあります。

個々の患者さんに対して診断をつける意義は、それぞれの病名に個々の治療アプローチがあることです。ですから便秘外来を受診した人が便秘ではないからといって治療をしないわけではありません。便秘症以外の診断がつく方でも、その方に対して最善の対処法を考えます。そういう意味では、便秘外来は排便に問題を抱えている人全てが対象と言えるかもしれません。

治療が必要な便秘とは

では、便秘で治療を考えるのはどのような場合かを見てみましょう。おおよそ、次の項目に当てはまる方は便秘治療を考えた方が良いです。

①便が出ないことでお腹が痛い、張って苦しい
②排便時にすっきりしない（強くいきむ、残便感がある）

つまり、便がしっかり出ないことによって、体に不快な症状が出た時に治療を考えるのです。

便の回数が少なくてもすっきり出ている人は便秘ではありません。逆に毎日出ていてもすごくいきまないといけなかったり、残便感が強かったりする場合は便秘症と診断されます。

便秘は様々な原因によって起こります。朝食を摂らない、活動量が少ない、排便の時間が不規則といった生活習慣がまず考えられます。仕事、家庭、健康の不安など、ストレスから心身に強い負担がかかり、便秘という症状で現れてくる人もいます。

糖尿病やうつ病、甲状腺機能低下症、大腸がん、椎間板ヘルニアや脊柱管狭窄症などの病気が原因で便秘になることもあります。また、別の病気の治療で内服している薬の副作用で、腸の動きが悪くなって便秘になることもあります。加齢によって筋力が低下し、いきむ力が弱くなって便が出にくくなることもあります。

年をとると色々な病気を持つようになり、薬を飲むこともあります。筋力も弱くなりますし、運動することも若いころと比べると減るでしょう。そう考えると、加齢によって便秘の人が増えることは当然かもしれません。

どのような原因で便秘になっているか、大腸の動きがどうなっているのかを考えることで、より効果的に便秘の治療を効果的に行うことができます。そこで、便秘の原因や状態によって便秘をいくつかのタイプに分類して治療の内容を考えます。一言で便秘と言っても、実に様々なタイプの便秘があります。

原因分類		症状分類	分類・診断のための検査方法	専門的検査による病態分類	原因となる病態・疾患
器質性	狭窄性		大腸内視鏡検査、注腸X線検査など		大腸癌、Crohn病、虚血性大腸炎など
	非狭窄性	排便回数減少型	腹部X線検査、注腸X線検査など		巨大結腸など
		排便困難型	排便造影検査など	器質性便排出障害	直腸瘤、直腸重積、巨大直腸、小腸瘤、S状結腸瘤など
機能性		排便回数減少型	大腸通過時間検査など	大腸通過遅延型	特発性
					症候性：代謝・内分泌疾患、神経・筋疾患、膠原病、便秘型過敏性腸症候群など
					薬剤性：向精神薬、抗コリン薬、オピオイド系薬など
				大腸通過正常型	経口摂取不足（食物繊維不足を含む）大腸通過時間検査での偽陰性など
		排便困難型	大腸通過時間検査、排便造影検査など		硬便による排便困難・残便感（便秘型過敏性腸症候群など）
			排便造影検査など	機能性便排出障害	骨盤底筋協調運動障害 腹圧（怒責力）低下 直腸感覚低下 直腸収縮力低下など

図　便秘分類の図（慢性便秘症診療ガイドライン 2017 より引用）

便秘の分類

便秘には様々なタイプがあります。まず頭に入れておかないといけないものに「器質性便秘」があります。「器質性」とは形に問題があるということです。このため生活習慣の見直しだけでは、器質性便秘は良くなりません。

癌によって大腸が狭くなる、大腸が伸びてしまって動きが悪くなるなどといったことが「器質性便秘」です。まず器質性便秘、特に大腸癌がないことを確認するために大腸内視鏡検査を行います。

私の便秘外来に来られる患者さんのほとんどは、器質性便秘ではなく機能性の便秘で悩んでいます。なかでも長年に渡って便秘で悩んでいる「慢性便秘症」の人がとても多いです。

便秘の症状による分類として、

・排便の回数が減る「排便回数減少型」

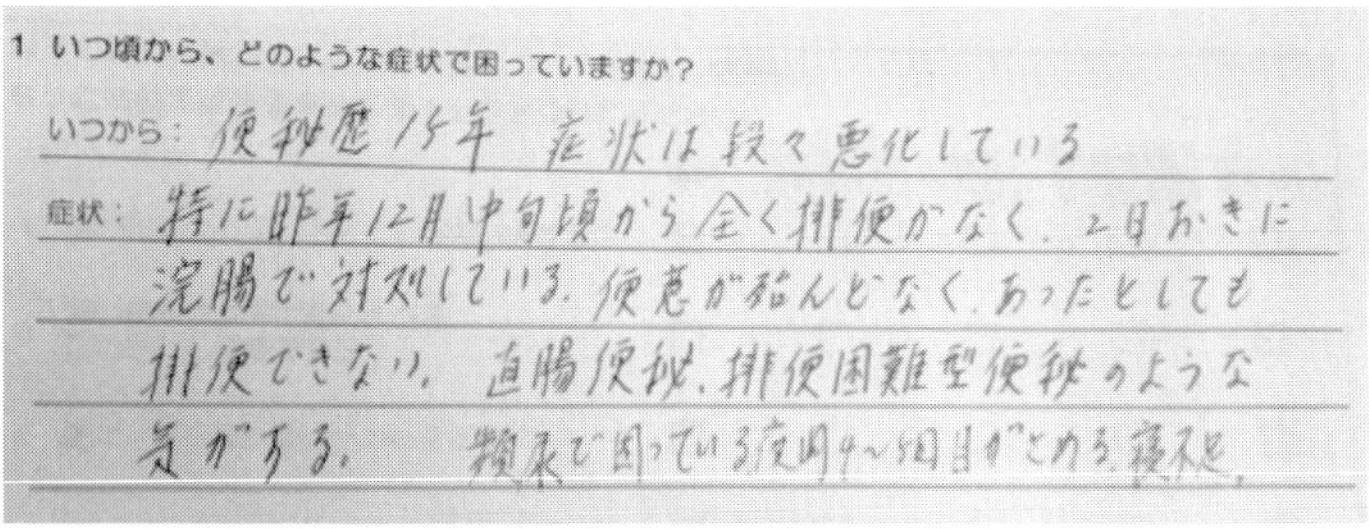
1　いつ頃から、どのような症状で困っていますか？

いつから：便秘歴15年　症状は段々悪化している

症状：特に昨年12月中旬頃から全く排便がなく、2日おきに浣腸で対処している。便意が殆んどなく、あったとしても排便できない。直腸便秘、排便困難型便秘のような気がする。　頻尿で困っている夜間4〜5回目がさめる寝不足。

80 歳代の男性患者さんが自身で記載した問診票

・いきんでもなかなか出ない「排便困難型」

専門的な検査により大腸の状態を確認して分類する、

・便が腸を通過するのが遅い「大腸通過遅延型」

・腸の通過は正常だけど便が出にくい「大腸通過正常型」

・腹圧や直腸の感覚が低下する「機能性便排出障害」

があります。

特に男性の患者さんに多いのですが、熱心にご自身で調べて受診され、問診票にご自身の便秘が「排便困難型便秘」ではないかと、書かれる方もおられ、驚かされます。

写真は80歳代の男性患者さんがご自身で書かれた問診票の内容です。排便困難型便秘ではないかと思うと書かれており、実際その通りでした。

排便回数減少型は文字通り排便回数が少なくなる便秘です。目安は週に3回未満です。例えばパーキンソン病など、神経に問題が起こる病気にかかっている人、膠原病の人は排便回数が少ない便秘になりやすいです。その他、副作用として便秘になるような薬を飲んでいる人も便の回数は少なくなりやすいです。

しかし、排便回数減少型で一番多いのは特発性です。特発性というのは、色々検査をしたけどはっきり原因が分からないことを言います。特定の原因で便の回数が減ったわけではないのですが、様々な生活習慣や体のホルモンバランスの変化などで腸の動きが悪くなり、便秘になってしまいます。

排便困難型便秘は便の硬さに問題のある場合と便を排出する機能に問題のある場合とがあります。便の硬さは、硬くコロコロで細かく分割されてしまうと、小さ過ぎていきんでも上手く出せなくなります。よく「ウサギの糞みたい」と表現されるコロコロした便が出る場合、排便困難型便秘になりやすいです。

直腸や直腸の周りの神経、筋肉に問題があっても便を出しにくくなります。直腸の感覚が鈍くなり、便意を感じなくなると上手く出せなくなります。便を出そうと頑張っていきんでも、上手くいきめないとかえって肛門が締まってしまうことがあります。また、そもそもいきむ力が弱くなってしまうと便を出せなくなります。

高齢者で便秘の人が多くなるのは、食事量が減ることや、いきむ力が弱くなること、便秘になるような他の病気を併せて持っていること、その治療薬の副作用、など様々な原因があります。

色々な原因で便秘になりますので、どれか一つに当てはまるわけではありません。排便回数減少型でかつ排便困難型便秘という風に、色々なタイプが重複することもよくあります。

ひとつの原因で便秘になる場合よりも、様々な要素が重なって便秘になる人が多いです。特に高齢者ではそのような人が多いので、治療が一筋縄でいかないことがあります。

便秘の原因は「不明」が多い

便秘には様々な原因があると言いました。運動不足、食事内容、ストレス、睡眠不足、便意が出た時に排便できないことが続いたため腸の感覚が鈍くなった、自律神経の乱れ、便秘を引き起こす病気や薬の副作用などが、便秘の原因になります。

一人の便秘患者さんを診察したとき、なぜ、どのような原因で便秘になったのかを全て説明することは非常に難しいです。筋肉の問題、肛門周りの神経、精神疾患の関連など、問診や検査の結果で全てを説明することはできません。

患者さんから「何が原因なのですか?」とよく尋ねられますが、「これが原因です」とはっきり答えられることの方が少ないです。「様々な原因が考えられます」としか答えようがないこともあり、患者さんがあまりすっきりしていない表情を浮かべることもままあります。

しかし、これは高血圧や糖尿病、高脂血症といった生活習慣病にも当てはまることです。生活習慣病の場合も、原因をすっきり説明できることはほとんどないです。

コラム４　便の色は様々な影響で変わる

「便の色は何色？」と尋ねられると茶色や黄土色をイメージすると思います。この色は何からできているのでしょうか。

便は食べ物の残りかすですから口から入れたものに影響されます。例えば、黒い便には色々な食べ物が影響しています。イカ墨のパスタを食べるとイカ墨の色素が、焼き肉を食べると肉に含まれる血液の鉄分が酸化するので酸化鉄の色が黒くなって現れます。緑黄色野菜や青汁に含まれる色素（葉緑素）の緑と茶色が混じると黒っぽくなりますし、チョコレートを食べ過ぎても黒っぽくなります。

では普段の食事で茶色いものを食べていないのに、茶色い便が出るのはなぜでしょうか？　それは便には胆汁の成分が混じっているからです。胆汁は消化液の一種で、肝臓で作られます。肝臓で作られた胆汁は、胆嚢《たんのう》で蓄えられ濃縮されます。食事をすると、胆嚢がギュッと縮んで胆汁が絞り出され、管を伝って十二指腸まで流れていきます。そして十二指腸で胆汁と食べ物が混ぜ合わさることで脂肪分の吸収を助けます。

胆汁にはビリルビンという色素が含まれており、腸内細菌の作用でステルコビリンという物質に変わります。このステルコビリンが茶色いのです（ちなみにビリルビンの色素が血液中に大量に流れると「黄疸」といい、白目の部分や皮膚が黄色っぽくなります）。

便の形も影響します。バナナ状でツルンと出るような、気持ちの良い便だと茶色から黄土色です。

ウサギの便のようなコロコロ便になると、茶色が濃縮されるので、濃い茶色、あるいは黒っぽくなります。下痢の時は茶色が薄まった色になります。

薬の作用でも黒くなります。貧血の治療で使われる鉄剤が胃酸で酸化されて酸化鉄になると、黒くなります。

その他、病的に便が黒くなることもあります。胃腸から出血していると、血液と胃酸が混ざって、血液中の鉄分が酸化されて酸化鉄になるため黒くなります。胃からの出血が続くと黒い泥状の便が出ますが、これはタール便と呼ばれます。大腸からの出血の場合は血液が酸化されることはないので、肛門に近い場所であればあるほど赤色が鮮明になります。一番分かりやすいのはいぼ痔からの出血で、これは真っ赤です。

コラム５　大腸癌の手術で人工肛門になる？

便秘の話から離れますが、大腸癌の治療を説明する時に、必ずと言ってよいほど質問されたことは、治療によって人工肛門が必要となるか否かでした。

人工肛門は、手術によって肛門の機能が失われる場合に必要です。肛門の機能を失うと、便を我慢することができなくなるからです。つまり肛門近くにできる癌、直腸癌などの治療をする場合には人工肛門が必要になる可能性があります。大腸癌の中でも右側の大腸の癌、すなわち上行結腸癌の場合では人工肛門は不要です（もちろん例外はあります）。

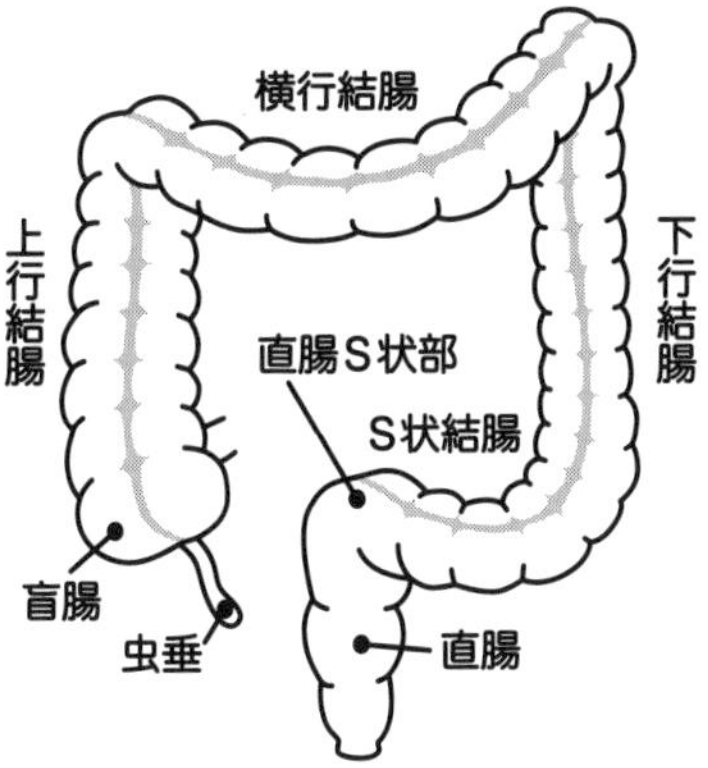

第四章
便秘を調べる

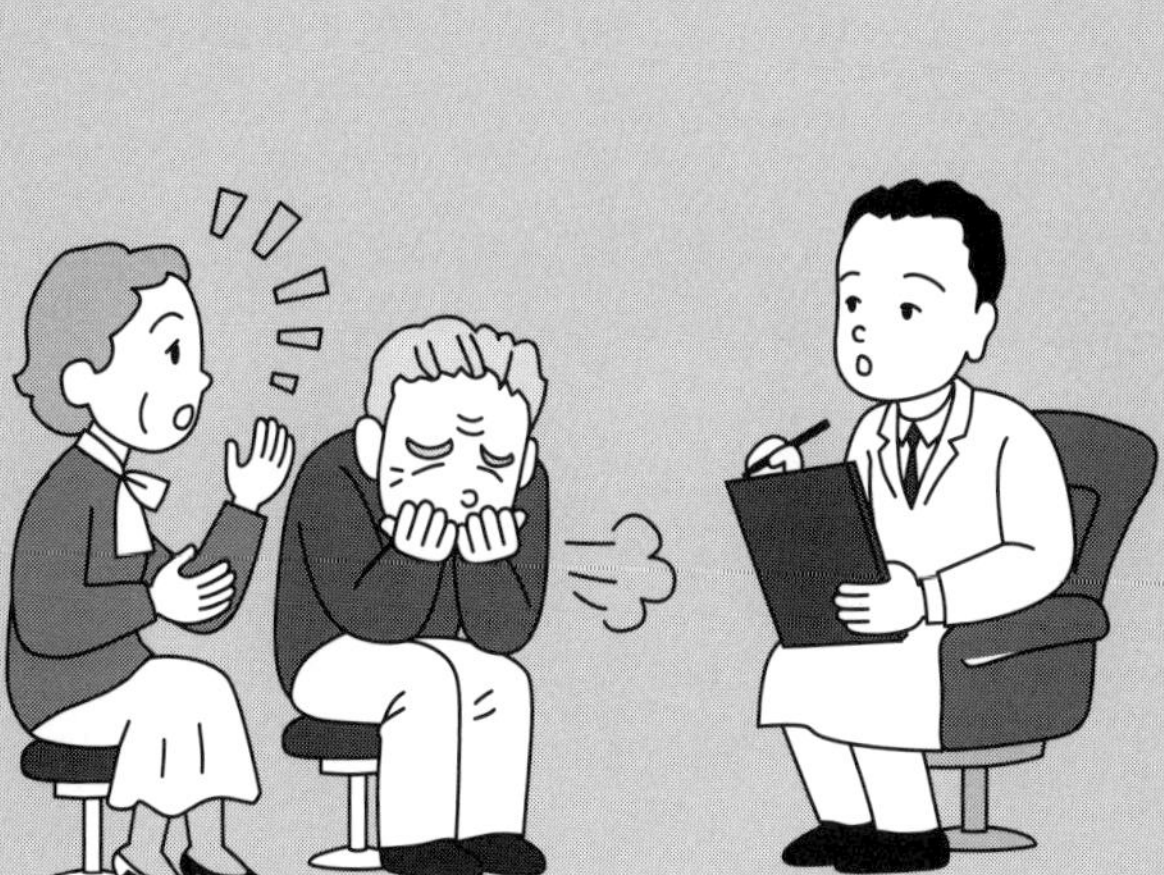

便秘外来にはどんな医師がいる?

インターネットで「便秘外来」と検索してみると、お住まいの地域で受診できる便秘外来がいくつか見つかるかもしれません。

では便秘外来と他の外来で何が違うのでしょうか?　どのような医師が、どのような治療をしていて、それは他の外来と全く異なるものなのでしょうか。

便秘外来のホームページ内で担当医が紹介されていれば、一度ご覧になってください。様々な専門の医師が便秘外来を担当していることが分かります。特に多いのは、内科の中でも胃や腸を専門に診察する消化器内科医です。外科医も多く、胃や腸を専門に治療をする消化器外科、いぼ痔や切れ痔の治療を専門に担当する肛門科の医師などです。中には泌尿器科の医師が便秘外来を担当しているところもあります。

便秘はとてもありふれた、よくある病気です。医師で便秘薬を処方したことがない人はいないと言ってもよいくらいです。医師なら誰もが便秘の診察をしたことがあるとも言えます。その中で、「便秘の治療が大事だ」と考えている一部の医師が便秘専門外来を担当しているのです。このように、担当する医師が「やりたい」と思えば始めることができ、特別に必要な資格はありません。

便秘がありふれた病気であること、専門外来を始めるために特別に資格を必要としないことが、便秘外来を担当する医師が様々なバックグランドを持っている理由でしょう。便秘外来を担当している他の医師もそれぞれに固有の背景がありますので、一言で「便秘外来」といっても、行われる検査や治療は微妙に違うかもしれません。私自身も便秘外来以外に、外科医として手術治療にも携わっていますし、便秘以外の大腸に関する診療も行っています。

この章では、私が行っている便秘外来についてどのような検査や治療をしているか説明します。

問診　薬の確認

初診時は診察時間の30分前に来院し、診察前に薬剤科に行きます。

薬剤科で聞き取りをする薬剤師は、薬を扱うプロフェッショナルです。私が確認するより確実に、また様々な視点から、患者さんが使用している薬についての見識を得ることができます。

最初に、薬剤師が今までに使った便秘薬やサプリメントを、他に使用している薬も含めて確認します。どのような症状があり、何に困っているのか、どのような治療を受けたいのかなども聞きます。

今までに使ったことがある便秘薬を確認せずに、同じ薬を出しても当然効果は出ません。そもそもどんな症状で困っているかが分からないと治療もできませんし、薬を使う必要があるかも判断できません。

また、「薬は飲みたくない、薬以外でなんとかしたい」という人も多いです。薬物治療の希望を5段階で示してもらいます。「薬を使うことに抵抗が全然ない」を1、「薬は絶対使いたくない」を5として、自分はどの程度を希望するかを話してもらいます。

もう一つ大事なことは、便秘薬以外の薬の使用です。副作用で便秘になってしまう薬や、便秘薬の効果が薄れてしまう薬があります。例えば、花粉症の治療薬を飲んでいると、副作用として便秘になることがあります。胃潰瘍や逆流性食道炎の治療として胃酸を抑える薬を飲んでいると、酸化マグネシウムという便秘薬は効果が薄れてしまいます。

薬以外にも、サプリメントや健康茶なども聞き取りをします。多種多様なサプリメントが流通していますので、どのような目的で使っていて、実際に効果がどの程度あったかなど、できるだけ多くの情報を得られるように努めています。このようなことを外来で一つずつ確認するとかなりの時間がかかってしまうため、事前に薬剤科で確認しています。

問診　質問票に答える

便秘症の診断

次に便秘に関する質問票を患者さん自身に書いてもらいます。いつから、どのような症状で困っているかを書きます（問診票①）。

便秘と関連があるいくつかの病気についてはチェックできるようにしています。糖尿病、パーキンソン病、うつ病、花粉症、甲状腺機能低下症、椎間板ヘルニア、脊柱管狭窄症はその病気自体、また治療薬によっても便秘になることがあるので、チェックを入れてもらいます。

次に排便に関する症状を尋ねます（問診票②）。まず便秘が半年以上前からあるかどうかについて

問診票①

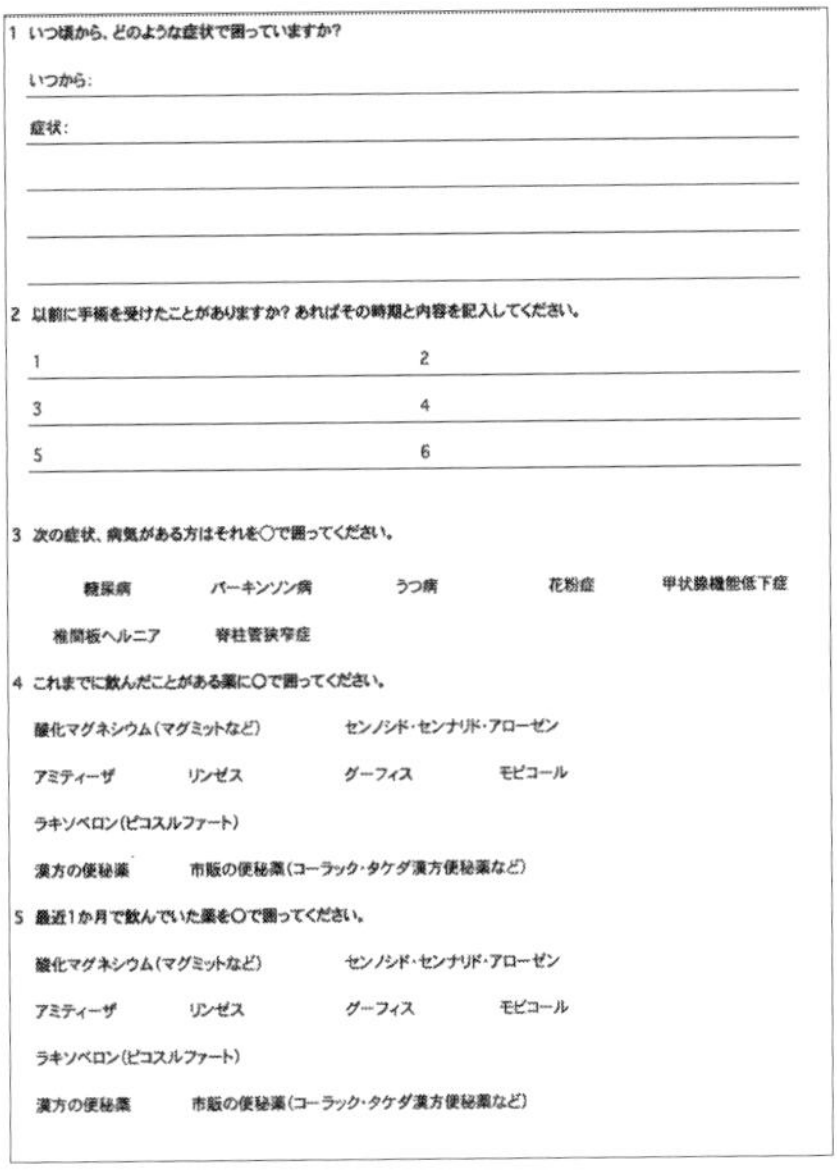
1　いつ頃から、どのような症状で困っていますか?

いつから:

症状:

2　以前に手術を受けたことがありますか? あればその時期と内容を記入してください。

1　2

3　4

5　6

3　次の症状、病気がある方はそれを○で囲ってください。

糖尿病　パーキンソン病　うつ病　花粉症　甲状腺機能低下症

椎間板ヘルニア　脊柱管狭窄症

4　これまでに飲んだことがある薬に○で囲ってください。

酸化マグネシウム(マグミットなど)　センノシド・センナリド・アローゼン

アミティーザ　リンゼス　グーフィス　モビコール

ラキソベロン(ピコスルファート)

漢方の便秘薬　市販の便秘薬(コーラック・タケダ漢方便秘薬など)

5　最近1か月で飲んでいた薬を○で囲ってください。

酸化マグネシウム(マグミットなど)　センノシド・センナリド・アローゼン

アミティーザ　リンゼス　グーフィス　モビコール

ラキソベロン(ピコスルファート)

漢方の便秘薬　市販の便秘薬(コーラック・タケダ漢方便秘薬など)

尋ね、さらに

①便が出にくくていきむか
②硬い便やウサギの糞のようなコロコロした便
③便が出きらない感じがあるか
④肛門のあたりで詰まる感じがあるか
⑤出やすくするために手で補助をすることがあるか
⑥便の頻度はどれくらいか
⑦下剤を使わないと軟らかい便が出ないか

の７つについて尋ねます。

これらの質問は、便秘の診断の中でも「慢性便秘症」という診断に当てはまるかの確認です。

半年以上前から便秘で、

・①から⑤を排便の４回に１回以上の割合で満たしているか
・⑥排便の頻度が週に３回未満

これら６項目のうち２つ以上を満たしていると慢性便秘症と診断できます。

問診票②

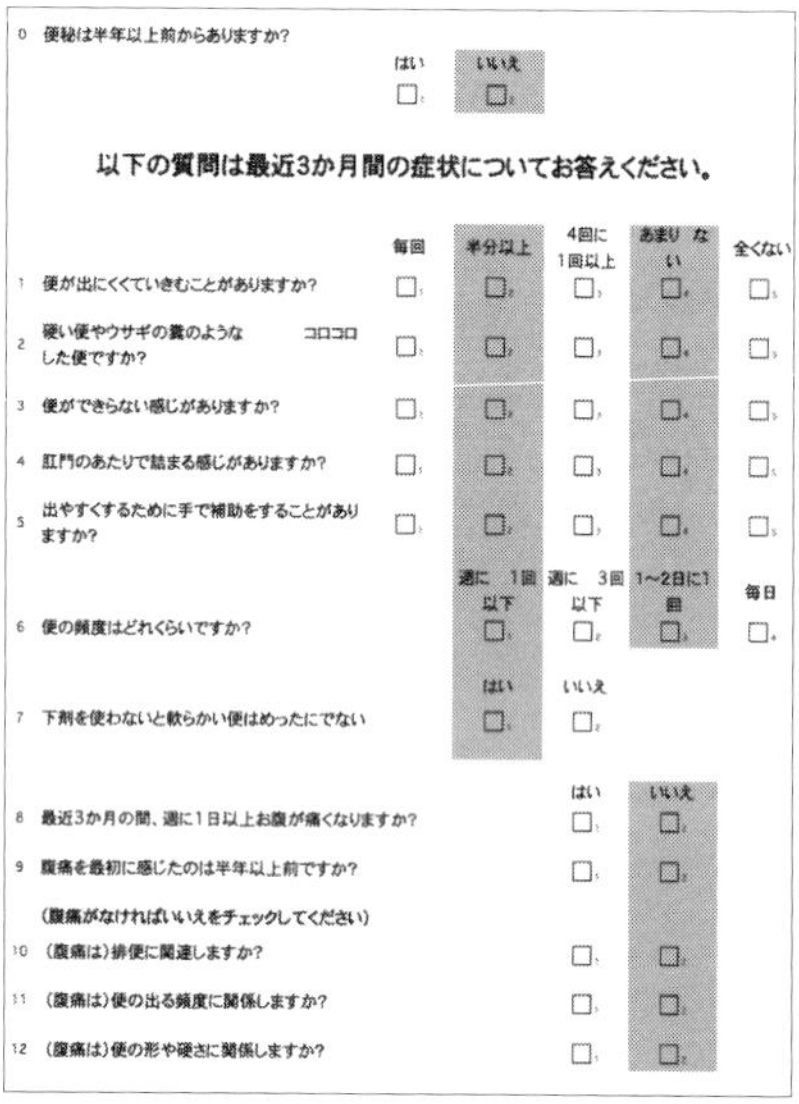
0　便秘は半年以上前からありますか？

	はい	いいえ
	□	□

以下の質問は最近3か月間の症状についてお答えください。

	毎回	半分以上	4回に1回以上	あまりない	全くない
1　便が出にくくていきむことがありますか？	□	□	□	□	□
2　硬い便やウサギの糞のようなコロコロした便ですか？	□	□	□	□	□
3　便ができらない感じがありますか？	□	□	□	□	□
4　肛門のあたりで詰まる感じがありますか？	□	□	□	□	□
5　出やすくするために手で補助をすることがありますか？	□	□	□	□	□

	週に1回以下	週に3回以下	1～2日に1回	毎日
6　便の頻度はどれくらいですか？	□	□	□	□

	はい	いいえ
7　下剤を使わないと軟らかい便はめったにでない	□	□

	はい	いいえ
8　最近3か月の間、週に1日以上お腹が痛くなりますか？	□	□
9　腹痛を最初に感じたのは半年以上前ですか？	□	□
（腹痛がなければいいえをチェックしてください）		
10　（腹痛は）排便に関連しますか？	□	□
11　（腹痛は）便の出る頻度に関係しますか？	□	□
12　（腹痛は）便の形や硬さに関係しますか？	□	□

お腹が痛くなるかどうか、その腹痛が排便と関係しているかということについても尋ねます。これは便秘症ではなく、過敏性腸症候群（便秘型）の診断のための項目です。

便秘症と過敏性腸症候群では治療が異なりますので、この両者を区別することは大事です。

便秘といっても軽い便秘から重度の便秘まで様々です。どれくらい重症の便秘なのかを客観的に判断するために、次の8つの質問に答えます（問診票③）。

この質問はそれぞれの回答項目に点数が付けられます。

①排便回数は1～2日で1～2回（0点）、週に2回（1点）、週に1回（2点）、週に1回未満（3点）、月に1回未満（4点）

②排便困難は排便をするときに苦痛を感じるかどうかで、全くない（0点）、まれに（1点）、ときどき（2点）、大抵（3点）、いつも（4点）

③残便感が全くない（0点）、まれに（1点）、ときどき（2点）、大抵（3点）、いつも（4点）

問診票③

次の8つの質問について、それぞれもっともあてはまると思う項目にチェックをつけてください。

17	排便回数	1～2日で 1～2回 □0	週に2回 □1	週に1回 □2	週に 1回未満 □3	月に 1回未満 □4
18	排便困難：苦痛を伴う排便努力	全くない □0	まれに □1	ときどき □2	大抵 □3	いつも □4
19	残便感	全くない □0	まれに □1	ときどき □2	大抵 □3	いつも □4
20	腹痛	全くない □0	まれに □1	ときどき □2	大抵 □3	いつも □4
21	排便に要する時間	5分未満 □0	5-9分 □1	10-19分 □2	20-29分 □3	30分以上 □4
22	排便の補助の有無	なし □0	下剤 □1	指で介助または浣腸 □2		
23	排便しようと思っても出なかった回数	0回 □0	1-3回 □1	4-6回 □2	7-9回 □3	10回以上 □4
24	便秘の期間	便秘なし または1年未満 □0	1-5年 □1	6-10年 □2	11-20年 □3	21年以上 □4

④腹痛が全くない（0点）、まれに（1点）、ときどき（2点）、大抵（3点）、いつも（4点）

⑤排便に要する時間は、5分未満（0点）、5分～9分（1点）、10分～19分（2点）、20分～29分（3点）、30分以上（4点）

⑥排便の補助の有無について、下剤を使うか、浣腸を使うか、排便時に指でかき出しているか（摘便といいます）、補助なし（0点）、下剤使用（1点）、指で介助または浣腸使用（2点）

⑦排便しようと思ってトイレに行っても出なかった回数は0回（0点）、1～3回（1点）、4～6回（2点）、7～9回（3点）、10回以上（4点）

⑧そして最後に便秘の期間ですが、1年未満が0点、1～5年（1点）、6～10年（2点）、11～20年（3点）、21年以上（4点）

この8つの質問で便秘の重症度を数値で表現できます。ご自身でも計算してみてください。何点でしょうか？

私の便秘外来を受診された500余名の平均は13・2点（1～27点）でした。点数をつけてみると客観的に便秘の重症度が評価できます。

毎回この点数を提示して治療効果を判定するわけではありませんが、後から治療効果を判定するための客観的な指標として有効です。

〈事例〉

伊藤さん（仮名、70歳代男性）は退職後から便の出にくさは感じていましたが、便秘とは考えていませんでした。肛門の周囲に帯状疱疹ができたことがきっかけで、その後から肛門が開きにくいと感じ、便が出にくくなりました。便が出ないためお腹が張って苦しく、自宅近くの病院を救急受診したこともあります。すごく苦しいのですが、単なる便秘だと言われると気持ちが沈みます。あまりにつらいため、食事を摂ることもできず体重は7 kgも減りました。

見かねた息子さんが、インターネットで調べて当院の便秘外来を知り、2時間半かけて本人を連れてこられました。

初診時は表情が暗く、沈みがちで言葉も出ません。一見して抑うつ状態とわかります。遠方であることと、早急に治療が必要だと判断し、入院治療を行うことにしました。

入院時の便秘の重症度スコアは

排便回数　週に1回未満（3点）

いつも排便時に苦痛を伴う（4点）

いつも残便感がある（4点）

いつも腹痛がある（4点）

排便に30分以上かかる（４点）
下剤を使用する（１点）
排便しようとトイレに行っても10回以上何も出ない（４点）
便秘の期間は半年（０点）

以上で24点と重症の便秘症でした。様々な検査を行い、大腸癌やその他の便秘になる病気がないことを確認しました。

入院中に薬の調節を行ったところ、毎日便が出るようになりました。３日連続で排便を確認したところで、退院する自信がつき、10日目に退院されました。

退院後１ヵ月経過時点での便秘重症度スコアは３点まで改善しました。トイレの時間は10～19分（２点）かかり、下剤を使用する（１点）ものの、排便時の苦痛はなくなりました。

近くの病院で処方を継続してもらうことを提案しましたが、私の外来への通院を希望され、今でも３ヵ月に１回受診されています。便秘の心配がなくなったので食事も以前のように食べられるようになりました。体重も元に戻り、表情も明るくなりました。

便の硬さ～ブリストルスケール～

便の硬さは治療の効果判定や満足度を考える指標になります。そこで便の平均的な硬さを、イラストで表した便の状態から一番近いものを選びます（ブリストトスケール）。

下記のイラストを参考に、日頃のあなたの平均的な便の硬さに相当する番号にマルをしてください。

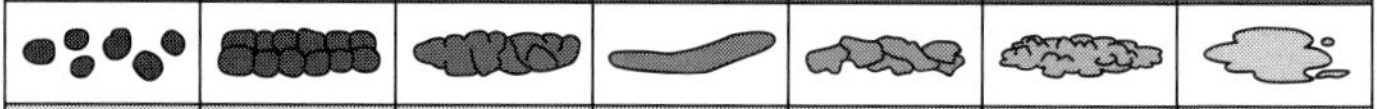

コロコロ便 (Type 1)	硬い便 (Type 2)	やや硬い便 (Type 3)	普通便 (Type 4)	やや柔らかい便 (Type 5)	泥状便 (Type 6)	水様便 (Type 7)
小さくコロコロの便（ウサギの糞のような便）	コロコロの便がつながった状態	水分が少なくひびの入った便	適度な軟らかさの便（バナナ、ねり歯磨き粉状）	水分が多く非常に軟らかい便	形のない泥のような便	水のような便
1	2	3	4	5	6	7

図　ブリストルスケール

この便の硬さをチェックするスケールはブリストルスケールといいます。排便について医療者の間で話をする時の共通の指標として、広く使われています。

ブリストルスケールは便の硬さを7段階に分けたスケールです。一番硬い、コロコロの便を1とします。軟らかくなるにつれて数値が大きくなり、ブリストルスケール4のバナナ状、あるいは練り歯磨き粉状の硬さが理想的とされます。下痢の水様便がブリストル7です。

便秘の人は便が大腸に長時間留まることで水分が多く吸収されます。そのため、硬い便（ブリストル1～2）になりやすいです。その硬い便を、ブリストル3～5の適度な硬さにすることが、治療効果の指標となります。

一方、便秘薬が効き過ぎる人ではブリストル6～7の下痢状便になる人もいます。その場合は便秘薬の飲む量や回数を減らして、便の硬さを調整します。

便秘による「生活の質」の低下

最後の質問は、便秘によって生活の質がどれくらい低下しているかを調べます（問診票④、問診票⑤）。生活の質を調べるための質問は、全部で28問からなります。①身体的な不調、②心理・社会的な不調、③心配や苦悩、④満足感の４つの項目に分けて評価します。全て、質問に答える２週間以内の出来事として考えます。

問診票④

以下の質問は、**過去2週間に便秘が**あなたの生活にどの程度影響を与えたかを調べるためのものです。

各項目にあてはまる回答を選んで、□にチェックマーク（レ）をして下さい。

たとえ関係しても**便秘とは無関係の場合は「該当しない」をチェックしてください。**

	全くない	少し　あった	ある程度あった	かなりあった	ものすごくあった	該当しない
1　お腹が破裂するかと思うぐらいお腹が張った感じ	□0	□1	□2	□3	□4	□
2　便秘のためにお腹が重い感じ	□0	□1	□2	□3	□4	□
	全くない	まれに	時々	たいてい	いつも	該当しない
3　体が全体的に調子悪かった	□0	□1	□2	□3	□4	□
4　便を出したいと思うが、うまく出ない	□0	□1	□2	□3	□4	□
5　他の人と一緒にいるのが恥ずかしい	□0	□1	□2	□3	□4	□
6　便が出ないために、少ししか食べない	□0	□1	□2	□3	□4	□
	全くない	少しあった	ある程度あった	かなりあった	ものすごくあった	該当しない
7　食事内容に注意しなければならなかった	□0	□1	□2	□3	□4	□
8　食事が減った（便秘のために）	□0	□1	□2	□3	□4	□
9　食事内容を選べないのではないかと心配した（例えば、友人宅での食事など）	□0	□1	□2	□3	□4	□
10　外出中にトイレに長時間こもるのが恥ずかしかった	□0	□1	□2	□3	□4	□
11　外出中にトイレに頻回に行くのが恥ずかしかった	□0	□1	□2	□3	□4	□
12　日頃の予定を変更しなければならないのではないかと心配した（例えば、通勤、通学、外出）	□0	□1	□2	□3	□4	□

例えば、質問１を見てみましょう。「お腹が破裂するかと思うくらいお腹が張った感じ」があったかです。全くない（０点）、少しあった（１点）、ある程度あった（２点）、かなりあった（３点）、ものすごくあった（４点）です。たとえ張った感じがあったとしても、便秘と無関係の場合は「該当しな

問診票⑤

過去2週間の間で以下のことがどのような頻度でありましたか?

	全くない	まれに	時々	たいてい	いつも	該当しない
13 イライラした(便秘という状態のために)	□0	□1	□2	□3	□4	□
14 動転、混乱、うろたえた(便秘という状態のために)	□0	□1	□2	□3	□4	□
15 便秘という状態が気になってしかたがなかった	□0	□1	□2	□3	□4	□
16 ストレスを感じた(便秘という状態のために)	□0	□1	□2	□3	□4	□
17 自信がなくなった(便秘という状態のために)	□0	□1	□2	□3	□4	□
18 自分をコントロールできていない感じがした(便秘で)	□0	□1	□2	□3	□4	□
	全くない	少しあった	ある程度あった	かなりあった	ものすごくあった	該当しない
19 いつ便を出せるのか分からないというのが心配だった	□0	□1	□2	□3	□4	□
20 便を出せないことが心配だった	□0	□1	□2	□3	□4	□
21 便を出せないことにますます悩まされるようになった	□0	□1	□2	□3	□4	□
	全くない	まれに	時々	たいてい	いつも	該当しない
22 現在の状態が将来悪くなるのではないかと心配した	□0	□1	□2	□3	□4	□
23 自分の体がきちんと働いていないのではないかと感じた	□0	□1	□2	□3	□4	□
24 自分が望むよりも排便回数が少なかった	□0	□1	□2	□3	□4	□
	非常に満足した	かなり満足した	満足でも不満でもない	あまり満足していない	全く満足していない	該当しない
25 排便回数に関して満足した	□0	□1	□2	□3	□4	□
26 規則正しく排便があることに満足した	□0	□1	□2	□3	□4	□
27 口から食べた物が肛門から出てくるまでの時間に満足した	□0	□1	□2	□3	□4	□
28 現在受けている治療に満足した	□0	□1	□2	□3	□4	□

い」を選びます。

1つの質問につき0点から4点までで評価をし、点数が高いほど生活の質が低いということになります。28個の質問はそれぞれ、先ほどの4項目のどれかに当てはまる質問で、各々の項目を平均点で評価をします。

これらの質問票に定期的に回答して、ご自身の便秘の重症度、生活の質の点数を評価してみると面白いかもしれません。たとえ今が一番つらいと感じていても、以前の点数と比較すると昔の方がもっと悪かった、実は少しは良くなっていると、現状を前向きに捉えることができるかもしれません。

あるいは、食事習慣や運動、薬剤治療など、生活スタイルの見直などによる変化を、自分自身で客観的に評価することができます。

これまでの質問票に全て答えるのは大変だと思われるかもしれません。しかし、実際には10分程度で全て記入することができるようになっています。

薬剤科での聞き取り、質問票に答えていただいた後、診察が始まります。

診察　問診、腹部・直腸診察

便秘外来の診察で一番大事なことは問診です。限られた時間の中で、患者さんの症状や不安を全て聞き出すことは難しいです。それでも、特に初診時はできるだけしっかり話を聞くようにします。

患者さんの話を聞く目的は明確です。何に困っていて、どのような治療を受けたいかを理解することです。便秘の症状は様々なので、一番困っていることが何か分からないと、治療の計画が立てられません。また希望する治療は人それぞれで、薬を調節したいのか、薬以外の対処法を知りたいのか、それぞれ治療の希望が異なります。

これまでにどのような治療を受けてきたのかも必ず確認します。どんな薬を飲んだことがあるのか、食事や運動、睡眠の状態や工夫など、生活に関することを漏れなく聞き取るよう努めます。

問診をするのはその後の治療のためなのですが、時には問診そのものが治療を兼ねることもあります。自分の身体の不調を聞いてもらうだけで、気が楽になるという人もいます。カウンセリングをしているような感じです。

〈事例〉

山本さん（仮名、70歳代女性）は7年前に便失禁に対して肛門を締める筋肉（肛門括約筋）の形成術を専門病院で受けました。ところが術後から肛門の違和感が強くなり、常に残便感があるようになりました。担当の先生に相談しましたが「手術は上手くいった」の一点張りで、親身に話を聞いてくれなかったそうです。

他の専門病院も受診しましたが、「手術前から肛門の締まり具合は問題ないのだから、そもそも手術を受ける必要はなかった」と言われてしまったのです。そのため、手術を受けた病院への不信感がますます強くなりました。さらに別の専門病院も受診してみましたが、排便の大家である担当の先生がとても怖くて、質問できる雰囲気ではなかったそうです。

自宅から通える範囲にある便秘外来を検索して、当院の便秘外来を受診しました。一通り検査をしましたが、やはりこれといった客観的な異常はありません。薬も様々試してみましたが、満足できる効果はありませんでした。

治療に行き詰まっているのですが、ご自身で試した色々な対処の結果や、新たに受診した病院での診察結果などを報告するために、定期的に私の外来を受診したいと希望しています。

原則として、私自身は他の医療機関の診療について批判せずに、話を聞くようにしています。「後医は名医」という格言が医師の世界にはあります。前医が行った診療や検査の結果を受けて、後から診察する医師は評価、治療を行うことができます。そこで以前の担当医よりも今の担当医が良く見えてしまうことを「後医は名医」と言うのです。

私が前医の治療内容について批判することは、患者さんにとって何の慰めや前進にもならないので批判はしないのです。ただし、話を聞く耳を持たなかったり、患者に怒ったりする医師について患者さんから話を聞いたときは、「それはひどいね」と同調することはあります。

初診から1年以上経過し、改善したとは言い難いのですが、山本さんは1時間半かけて今も定期的に受診しています。

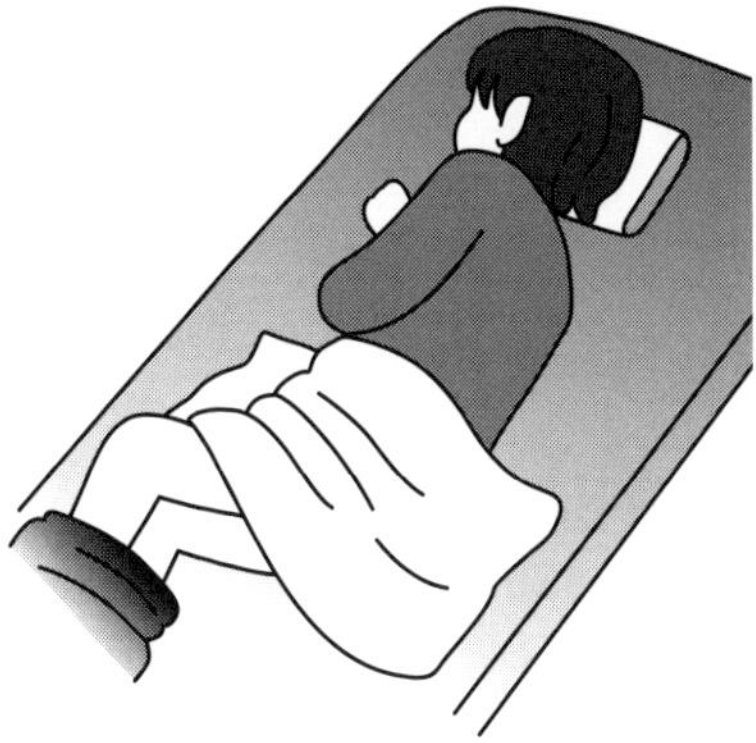

直腸視診をするときの姿勢

問診を一通り終えると、腹部の診察や直腸の診察を行います。お腹の張り具合はどうか、便が詰まっているのか、痛みの部位はどうかなどを腹部の診察で確認します。

直腸の診察は、便が出にくい人やいきんでも出ないという人に対しては積極的に行います。ズボンと下着をずらして、診察台で横向きに寝ます。潤滑剤のゼリーをつけて、肛門の周り、肛門の中に異常がないかを指で確認します。

いぼ痔や切れ痔があることで便を出しにくくなり、出すのがつらくなって便秘になる人もいますので、肛門に治療が必要な病気がないかを確認します。

次に肛門に指を入れた状態で肛門を締めてもらい、指でその圧を確認します。そして、便を出すことをイメージして強くいきんでもらいます。いきんだときの腸の動きや、腸の周りの筋肉の締まり方を確認します。

便が出にくい、出口で塞がれている感じがする人の中には、いきんだときにかえって肛門が締まってしまうことがあります。つまり、便を出そうといきんでいるつもりで、実は排便を我慢するような動きをしてしまうのです。

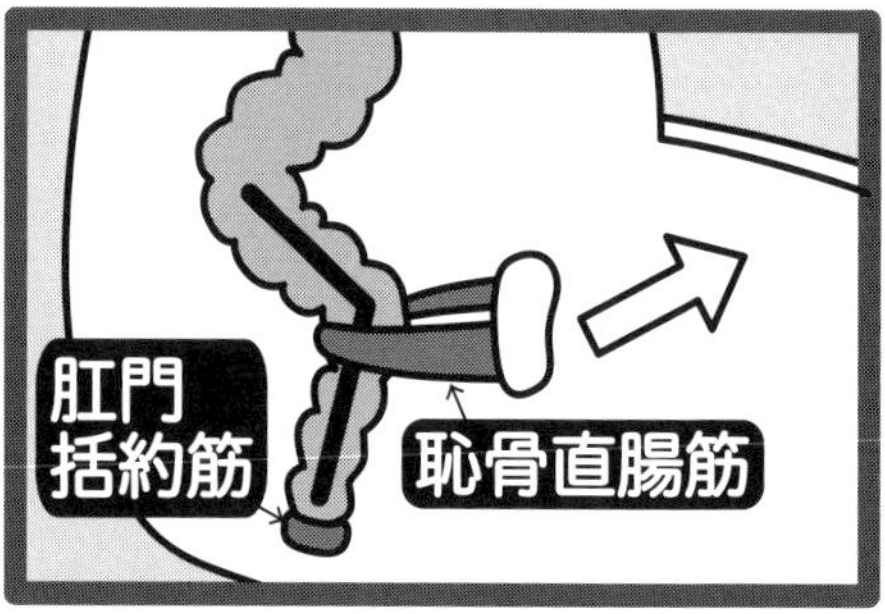

協調運動障害では恥骨直腸筋や肛門括約筋が締まり、かえって出にくくなる

このように、便を出そうとしているのに、我慢するような筋肉の動きをしてしまうことを協調運動障害と言います。直腸診では癌やいぼ痔、切れ痔がないか確認するだけでなく、協調運動障害があるか否かも、おおよそ見当をつけることができます。

検査　血液検査

これまでの経過や治療の目標を確認し、お腹や直腸の状態を確認したら、次に検査を行います。検査は必要と判断したもののみ行い、無駄や余分なことがないようにします。

血液検査で便秘の原因となる病気が診断できることもあります。頻度は低いのですが、甲状腺の機能が低下していると便秘の原因になります。

甲状腺は首の前、のどぼとけのすぐ下にある臓器です。甲状腺は体の働きを調節するために甲状腺ホルモンを作る臓器です。甲状腺ホルモンには新陳代謝を促す作用があります。つまり、古くなった体の組織を新しいものに変えたり、活動するためのエネルギーを作り出したりする働きがあります。甲状腺の働きが落ちると新陳代謝が滞り、様々な臓器が影響を受けます。甲状腺機能低下症の症状として、疲労感や皮膚の乾燥、脱毛、体重増加、無気力、月経異常、そして便秘といった症状が出てきます。

甲状腺ホルモンには、ヨウ素の数によってＴ４（ヨウ素が４つ）、Ｔ３（３つ）の2種類があります。また、甲状腺ホルモンの量を調節するために脳から指令が出ています。すなわち甲状腺を刺激するためのホルモンが脳から出ており、これをＴＳＨ（甲状腺刺激ホルモン）といいます。ＴＳＨやＴ４、Ｔ３の値は血液検査で測定することができます。便秘がきっかけで甲状腺機能低下症が見つかる人は少ないです。しかし甲状腺機能低下症があると、その治療が便秘の治療にもなります。便秘薬だけ出しておけば良くなるわけではありませんので、血液検査で甲状腺に問題がないかを確認するのです。

その他、貧血がないかなどの一般的な項目を調べます。また、便秘の治療として便秘薬を大量に使っている人によくあるのですが、体のミネラルバランスが崩れている人がいます。下痢でなければ便が出ない状態なのですが、その下痢の便から大量のミネラルが排泄されてしまうからです。ですから便秘治療の一環としてミネラルの補正や貧血の治療を行うこともあります。

〈事例〉

渡辺さん（仮名、40歳代女性）は1年ほど前からすっきりと便が出ない症状に悩んでいました。内視鏡検査は便秘外来を受診する前に受けており、異常はありませんでした。食物繊維やビフィズス菌をたくさん摂ってみましたが、残便感は解消しませんでした。便秘薬も色々と試したのですが、相変わらずすっきりしません。便秘の症状によって生活が大きく影響を受けるわけではないのですが、お腹がすっきりしない日が続いていました。

ある時、外来で血液検査を行ったところ、強い貧血であることが分かりました。昔から貧血気味だったようです。そこで便秘の治療と並行して、貧血の治療も行いました。

2ヵ月ほどで、貧血はすっかり改善しました。毎日疲れやすかったのが疲れにくくなったので、過ごしやすくなりました。排便についても良い変化がありました。本人いわく、今まで感じなかった便意を感じるようになってきたというのです。

便意を感じるので、そのタイミングでトイレに行って排便をすると、今までよりすっきりと出せます。貧血の治療として鉄剤を処方してから3ヵ月ほどで、便秘薬もほぼ必要なくなりました。現在は便秘薬をたまに服用する程度です。

貧血の治療としてよく使われるのは鉄剤です。貧血とは、全身に酸素を運ぶ役割をする、ヘモグロビンという血液の細胞が少なくなる病気です。貧血の原因として多いのは、血を作る材料である鉄が不足する鉄欠乏性貧血です。ヘモグロビンを作るためには鉄が必要なのですが、体が作り出すヘモグロビンよりも失うヘモグロビンの方が多いと、鉄が足りなくなってしまうのです。生理の時の出血が多い人によくみられます。出血が多いためにヘモグロビンが失われ、ヘモグロビンの材料である鉄も少なくなってしまうのです。鉄が体から失われると、材料が不足して血が作られないため、貧血が良くなりません。

食事だけでは足りない鉄を補うことが難しいときに、薬として鉄剤を処方します。疲れやすい、息切れをするといった自覚症状があるような貧血の場合、１～２か月で自覚症状が改善してゆき、血液検査上のヘモグロビン値も増えていきます。

実は、貧血の治療に使われる鉄は、ヘモグロビンの材料として働くだけではありません。体の中でエネルギーを作るために必要な酵素の中に、鉄を含むものがあります。つまり、鉄が不足すると効率的にエネルギーを作れなくなってしまいます。

鉄が不足すると貧血になるだけでなく、エネルギーを十分に作り出せなくなるために、排便もしにくくなると考えています。ですから、特に女性の患者では、貧血や鉄不足がないかを確認することも、便秘の治療の一環として必要だと考えています。

検査　腹部レントゲン検査

腹部のレントゲン検査も血液検査と同様に一般的な検査です。お腹のレントゲンを撮影し、ガスや便の多さや分布を調べます。

レントゲン検査は立った姿勢（立位）と仰向けに寝た姿勢（臥位）の2枚を撮影します。それぞれで臓器の位置が異なるからです。

女性では、大腸（横行結腸）や胃が立位で骨盤の中まで落ち込んでいる人がいます。骨盤の中まで臓器が下垂してしまうと、腸の動きが悪くなって便秘になるのではないかと考えているので、その確認をします。臓器下垂は薬では治らないですが、普段の身体の姿勢を意識することや、運動習慣をつけることで、少しずつ良くなると思います。

お腹が張って仕方がない人に、実際お腹の中で便やガスがどれくらい溜まっているかを確認することも、レントゲン撮影の目的です。お腹の張りが宿便のせいなのか、ガスが多過ぎるせいかを確認することも、治療の方針に影響します。

短時間で検査ができて、すぐに結果を伝えることができるので、便秘による症状がつらい人にはレントゲン検査を受けてもらうことが多いです。お腹の中の状態を確認すると、それだけで安心して便秘のつらさが薄らぐ人もいます。

検査　大腸内視鏡検査

大腸内視鏡検査は、肛門からカメラを挿入し、大腸の一番奥、つまり盲腸までカメラを進めて、大腸の表面に病気がないかを調べる検査です。下剤を大量に飲んで、腸の中を空っぽにして検査をします。

大腸内視鏡検査を受けるのが嫌だと敬遠する人が多いのですが、その理由は主に2つです。一つは下剤を飲むのがつらいこと、もう一つは検査自体に痛みや不快感があることです。

下剤を飲むのは確かに大変です。私の病院では、検査前日に1種類、センノシドという下剤を服用してもらい、検査当日はモビプレップという下剤を服用してもらいます。センノシドは錠剤なので服用するのにストレスはありません。

モビプレップは専用の容器の中に粉が入った状態であります。その容器に水を入れて、粉を溶かして服用します。全部で2リットルの溶液が出来上がりますので、これをコップに入れて少しずつ飲んでいくのです。コップ1杯あたり10～15分の時間をかけて飲みます。1リットル飲み終わったら、お水やお茶を500ml飲みます。順調な人だとモビプレップを1リットル飲んだ時点で固形便がなくなり、薄い黄色の水様便となりますので、これで終了できます。水様便《すいようべん》にならなければ残りの1リットルも飲んでいき、便に固形物が混ざらなくなって、薄い黄色の透明になるまで続けます。

つまり、多い人だとモビプレップ1リットルに加えて水500ml、それを2回飲むので合計3リットルの水分を2時間ほどの間に飲まないといけません。これがつらいと言われます。味は清涼飲料水

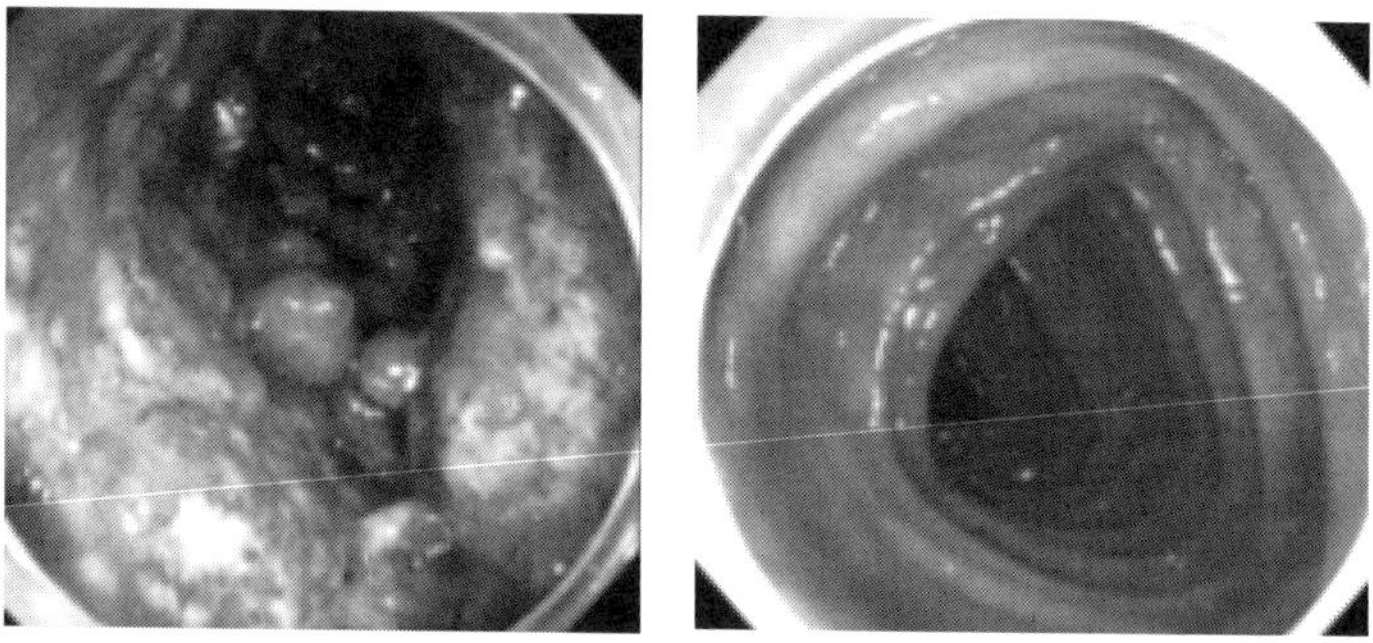

左：大腸癌の写真…血便と便の出にくさを訴えて受診、内視鏡検査で直腸癌と診断、
右：正常な大腸

を少ししょっぱくしたような味です。私は味も量も特に問題ではなく下剤を飲んで検査を受けることができましたが、この下剤服用が苦痛で検査がつらい人も多いです。

次に検査そのものの苦痛ですが、検査をする人の技量や工夫でかなり違います。私は「無送気軸保持短縮法」という方法でカメラを入れています。

カメラを大腸の奥に入れるまでは空気で腸を膨らませないようにします。空気の代わりに水を入れてカメラの進む方向を見定めます。腸がパンパンにならないので苦痛の少ない検査法です。そして、検査中は意識がぼんやりする鎮静剤と、痛みを少なくする鎮痛剤を使用しているので、多くの人は寝ている間に検査が終わります。

一番奥までカメラが入ったところで観察を始めます。私は空気の代わりに二酸化炭素を入れて観察します。二酸化炭素は空気と違って、腸から速やかに吸収されて吐く息から出ていきます。長い間腸に残ってオナラとして出ていく空気とは違い、二酸化炭素送気による内視鏡ではお腹の張りが最小限で済みます。

このような工夫を凝らして、痛みが最小限になるように検査をしています。検査時間は15分程度です。

便秘症の人に対して大腸内視鏡検査を行う目的の一つ目は、便秘になる病気がないか確認することです。

便秘になる病気として一番問題になるのは、なんといっても大腸癌です。大腸癌はすべての癌の中で、男性では罹患数3位、女性では2位で、総数では、日本人が最も多くかかる癌です（２０１７年）。生涯の間に、おおよそ10人に1人は罹患します。つまり非常によくある病気なので、50歳以上で一度も大腸内視鏡検査を受けたことがない人には、必ず一度は受けるように勧めています。便秘外来を受診された人でも、50歳以上の人や、最近急に便秘になった人などは一度検査を受けることを勧めます。

検査を行うもうひとつの理由は、刺激性下剤の長期連用によるメラノーシス（色素沈着）がないかを確認するためです。刺激性下剤薬を長期間使うことによって大腸がどのように変化しているかを実際に自分の目で確認しておくことは、患者さん本人にとって、耐性のつく刺激性下剤の連用を止める強い動機づけになります。

〈事例〉

中村さん（仮名、40歳代女性）は半年ほど前に急に便が出なくなりました。最初におかしいと感じてから10日間便が出ませんでした。市販の便秘薬を使いましたが、お腹がものすごく痛くなり、排便が大変でした。

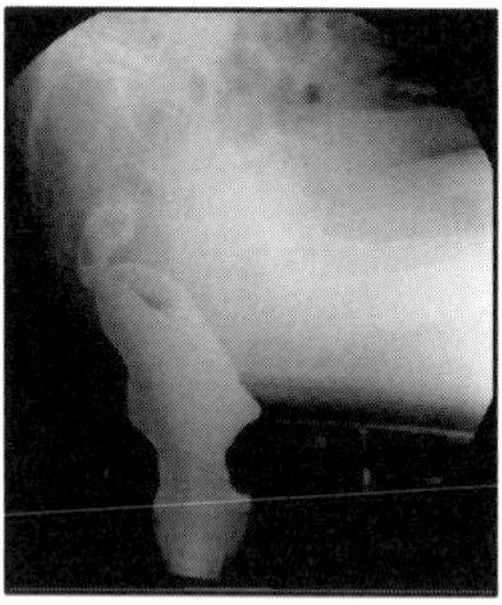
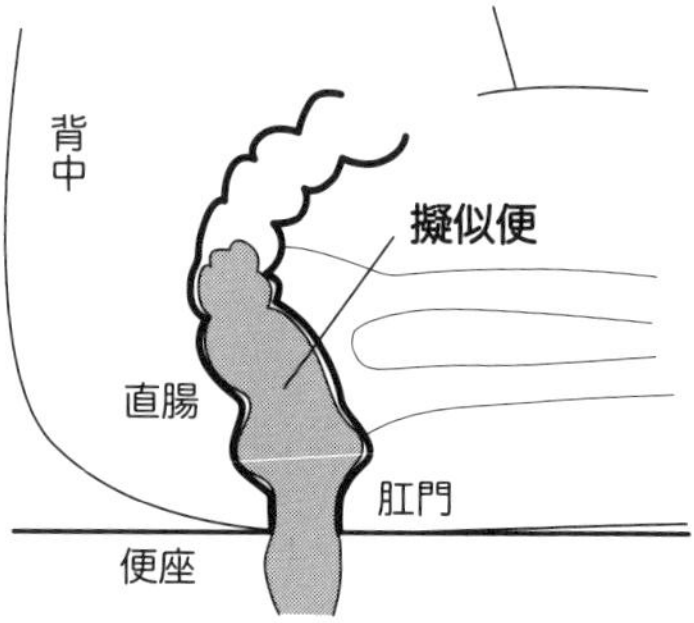

排便造影検査の画像
便座に座っているところ体の右側から撮影　白く写っているのが疑似便

便秘になる2カ月前に職場内で異動があり、ストレスが強くかかっていたそうです。便秘の原因はストレスもあるかもしれないと考え、職場での配置変えも調整してもらいました。

便秘外来を受診したのは、便が出にくくなってから半年ほど経ってからでした。これまでの経緯を確認し、確かにストレスが原因かもしれないと思いました。しかし、話をよく聞くと、検査を受けたことがないと分かったので、私はその場で直腸診を行うことにしました。肛門から指を入れて、肛門の締まり具合やいきみが上手くできるか、そして腫瘍がないかを確認するのです。

直腸診で直腸内を探ったところ、懸念した通り腫瘍がありました。それもかなり大きく、硬い腫瘍で、癌が強く疑われます。そこで、ただちに内視鏡検査を行いました。直腸診で触れた塊が本当に腫瘍なのかを確認するには、肛門の近く10cmほどを検査するだけで十分です。これなら下剤を飲まなくても検査ができます。そこで、下剤は飲まずに肛門の近くだけ内視鏡で調べたところ、腸の中が狭くなるほどの大きな癌が見つかりました。

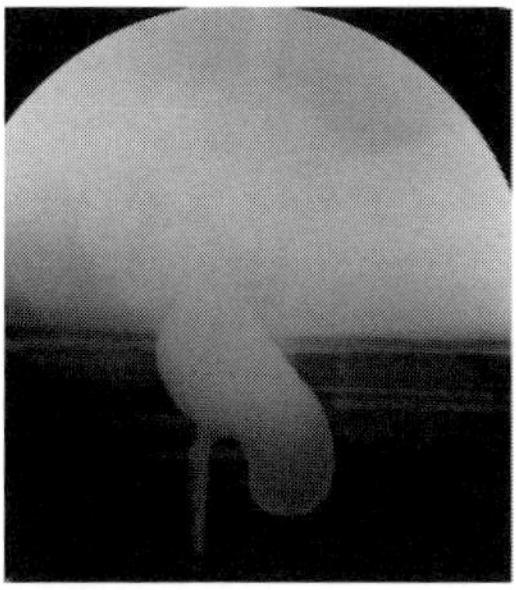
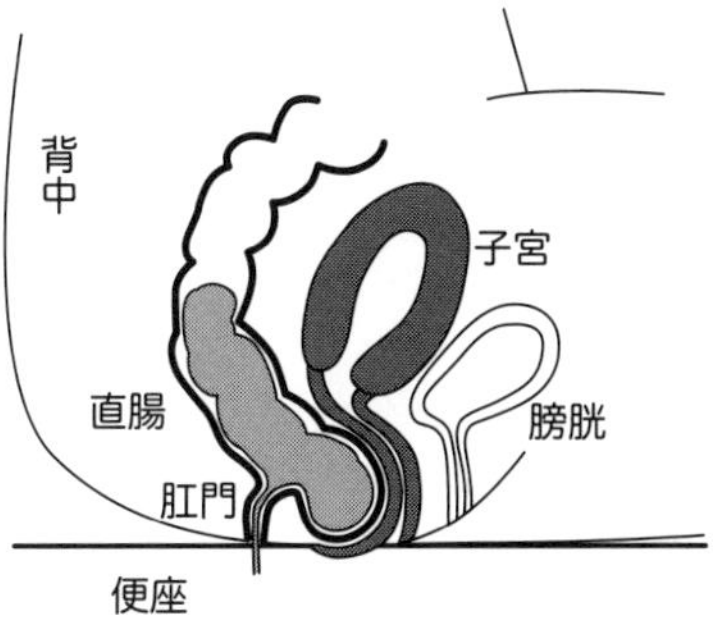

直腸瘤の画像
いきむことによって腸が膣側へ落ち込んでいる

中村さんの便秘の原因は直腸癌と考えて間違いないでしょう。まずは直腸癌の治療をしっかりと受けていただき、その後に便秘症状がある場合は、改めて便秘治療を考えることになりました。

検査　排便造影検査

排便造影検査では直腸の動き方などの機能性障害や、形の異常を伴う器質性便秘の診断をすることができます。便に似たもの（疑似便）を作って腸に注入し、本人が自力排泄する様子をレントゲンで撮影する検査です。

レントゲンに写る造影剤（バリウム）を、ペースト状に溶いた小麦粉に練り合わせて、便の代わりになるものを作成します。その疑似便を、チューブを使って肛門から腸に注入します。レントゲン室に設置した便座に腰かけて、いきんで疑似便を排泄します。その様子をレントゲンで撮影します。

排便の様子を撮影するため、患者さんにとっては恥ずかしい検査ですが、便の出る様子がよく分かる検査です。便を出すために上手くいきむことができているか、腸が不自然な動きをしていないかなど、便排出障害型便秘を診断するのに役立ちます。

ところで「上手くいきめない」とはどういう状態でしょうか。3章で説明しましたが、排便をしないときは、恥骨直腸筋という、直腸の周りに襟巻状に巻き付いている筋肉が腸を前の方に引っ張るとともに、肛門の周りにある肛門括約筋が締まっているので、便が漏れません。

「上手くいきめる」とは、恥骨直腸筋や肛門括約筋の締まりが緩くなり、腹圧によって直腸の中の便を肛門に向かって押し出す力が働くことをいいます。

上手くいきめない人は、便を出そうとしているにも関わらず、かえって恥骨直腸筋が強く締まったり肛門括約筋が締まったりして、肛門が開きません。便を出そうとしているのに、出すのを我慢しているような動きになってしまっているのです。

排便するには、筋肉を緩めたり腹圧で便を押し出したりすることが必要で、色々な部位の筋肉の動きが協力する「協調運動」が必要なのです。直腸にある便を上手く出せない人は協調運動に問題があるので「協調運動障害がある」と言います。

また、腸が不自然な動きをするとはどういうことでしょうか。それは病名で言うと直腸瘤《ちょくちょうりゅう》や直腸重積という名前になります。瘤《りゅう》とは「こぶ」のことで、直腸が前方にこぶのように飛び出してしまうことを直腸瘤といいます。

直腸瘤というのは女性特有の病気で、男性にはほとんどありません。女性には膣があり、膣は洞窟状の構造をしているため、周りからの圧に弱いのです。

便秘のために強くいきむ習慣があったり、肥満で常に骨盤底に負荷がかかっていたり、膣周囲の筋肉や支える組織が弱くなると、膣の周囲が圧に耐え切れず、腸が膣側に飛び出して直腸瘤となります。進行すると、腸によって押し出された膣の壁が外へ飛び出してきます。そうすると、「股の間で何か触れる、下垂感がある」などの症状が出ます。よく言われるのは「お風呂に入っているときに、陰部を洗っていて何か触れてびっくりした」という症状です。

また、膣壁の下垂症状がでなくても、直腸瘤によって腸が前方へずれてしまうと、便が出にくくなります。こぶに便が残ると残便感を感じることもあります。

検査　大腸通過時間測定検査（シッツマーク試験）

大腸通過時間測定検査は、レントゲン撮影に写るマーカーを服用してもらう事で、便の大腸内での通過時間を調べられる検査です。マーカーが24個入ったカプセルを、３日間連続で服用します。そして４日目にレントゲン撮影を行い、レントゲンに写るマーカーの個数を数えます。

腸の動きに問題がない人は1～2日でマーカーは排泄されますので、体内に少ししか残りません。逆に腸の動きが悪い人は、多くのマーカーがお腹の中に残ります。健康な人では、マーカーの個数は35個以下となるのが普通です。大腸通過遅延型、つまり大腸の動きが緩やかなタイプの便秘の人だと50個以上残っています。

マーカーの個数だけでなく、分布にも注目します。マーカーが肛門近くに残っている場合は、排出

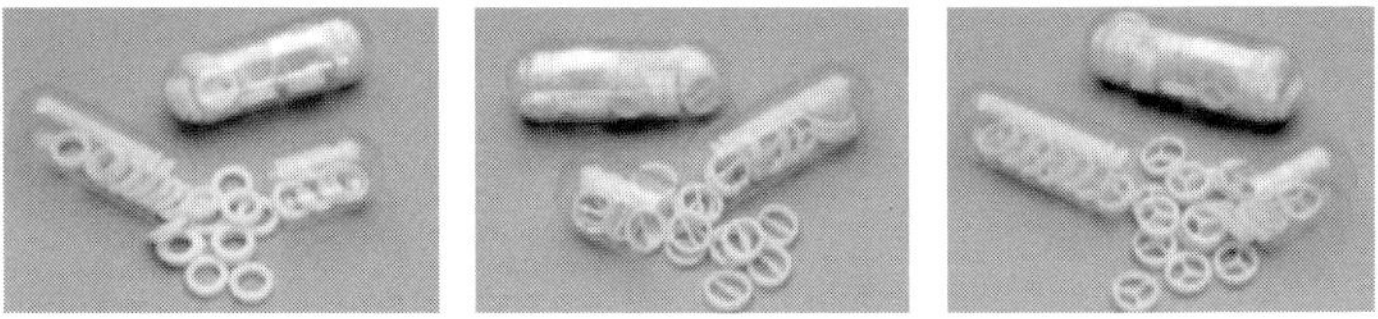

服用するカプセル Sitsmarks（Ⓡ）
1 日目：丸い形　2 日目：丸に 1 本線　3 日目：ベンツのエンブレムマーク

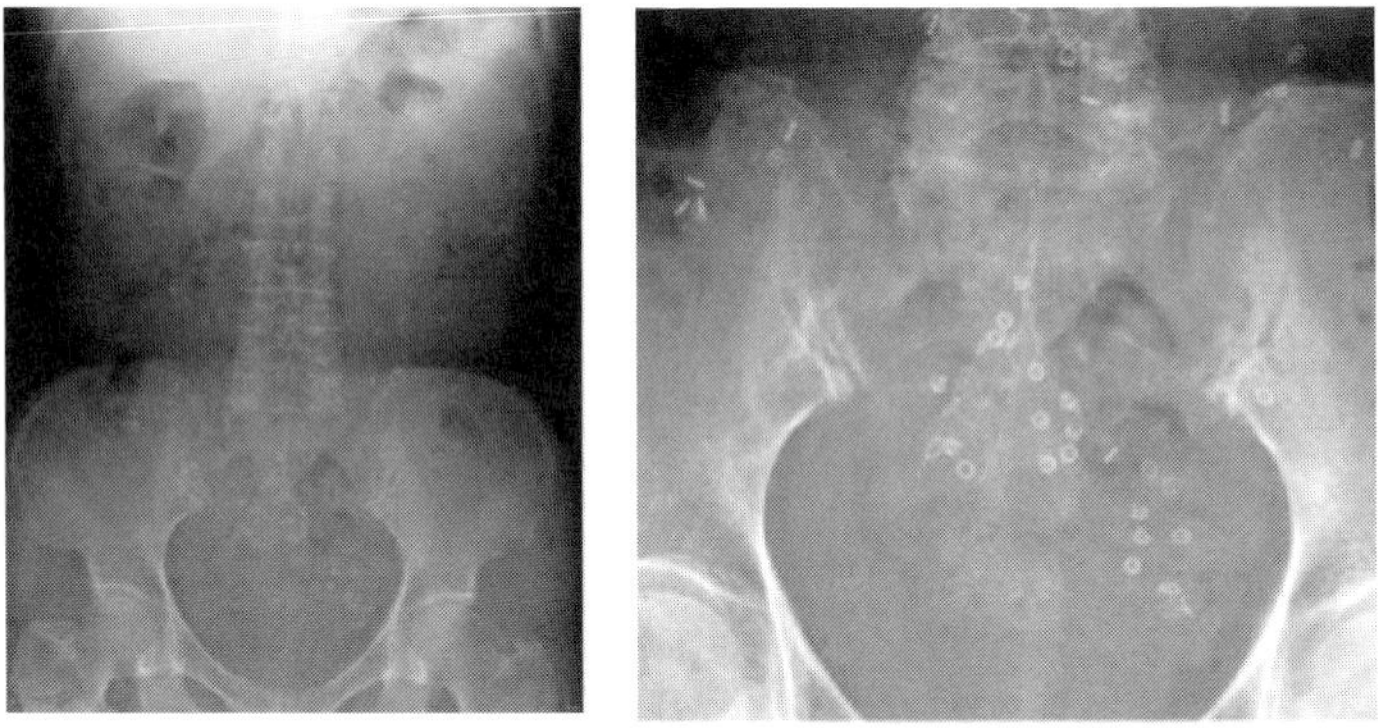

マーカーの分布、個数を調べる

困難があるかもしれないという目安にしています。このように、大腸通過時間測定検査ではマーカーの個数、分布を調べます。

問題点は、保険適応の検査として認められていないことです。自費検査になるため、15000円ほど費用がかかります。

コラム6　大腸が長いと言われたら？

大腸内視鏡検査で腸が長いと言われたことはありますか？　言われたことがある人は、カメラを入れるのが難しくて時間がかかったり、痛みが強かったりしたのでしょう。そのため、検査の担当医から「あなたは腸が長い（だから難しい）」と言われたのだと思います。「私の腸は長いので検査が大変なんです」と検査前に言う患者さんもおられます。しかし、実際に腸が長いかというと、そうでもありません。

大腸の長さは約１５０cmとされていますが、大腸内視鏡検査で使用するカメラの長さは１３０cmほどしかありません。ほとんどの人はカメラを80～90cm入れたところで大腸の一番奥にたどりつくからです。どういうことかというと、大腸は水道管のような硬い素材でできているわけではないので、伸びたり縮んだりします。大腸内視鏡は腸を縮めるようにして入れてくのですが、腸を縮めるように、伸びた蛇腹をたたむようにしてカメラを進めるのが難しい人は、「腸が長い」と言われるというわけです。

大腸の中でも上行結腸、下行結腸、直腸という、体の縦に走っている部位は背中側の腹膜（後腹膜）に固定されています。私は外科医で、大腸の手術をこれまでたくさん執刀してきました。多くの人のお腹の中を実際に見てきた経験から、大腸が後腹膜と固定されている部位の長さは人によって全く違うことがわかりました。後腹膜と固定されている腸はカメラを押せば押すだけ進むので簡単に入ります。固定されていない横行結腸やS状結腸は、上手く押さないと腸が伸びてしまいます。腸を伸ばしてしまうと、カメラが入りにくいだけでなく、痛みを感じやすくなります。

このように腸が伸びやすい人のことを、腸が長いというのでしょう。腸が長いと言われる人ほど、後腹膜と固定されていない部分の比率が高いです。伸びやすい腸を伸ばしたままカメラが入ると、130cmのカメラでも奥まで届きません。しかしその同じ腸を、蛇腹を縮めるように上手く折りたたんでカメラが入ると、一番奥までで60cmにも満たないこともあります。

腸が長いと言われた人は、本当に長いわけではなく腸が伸びやすいのです。

第五章 便秘の治療

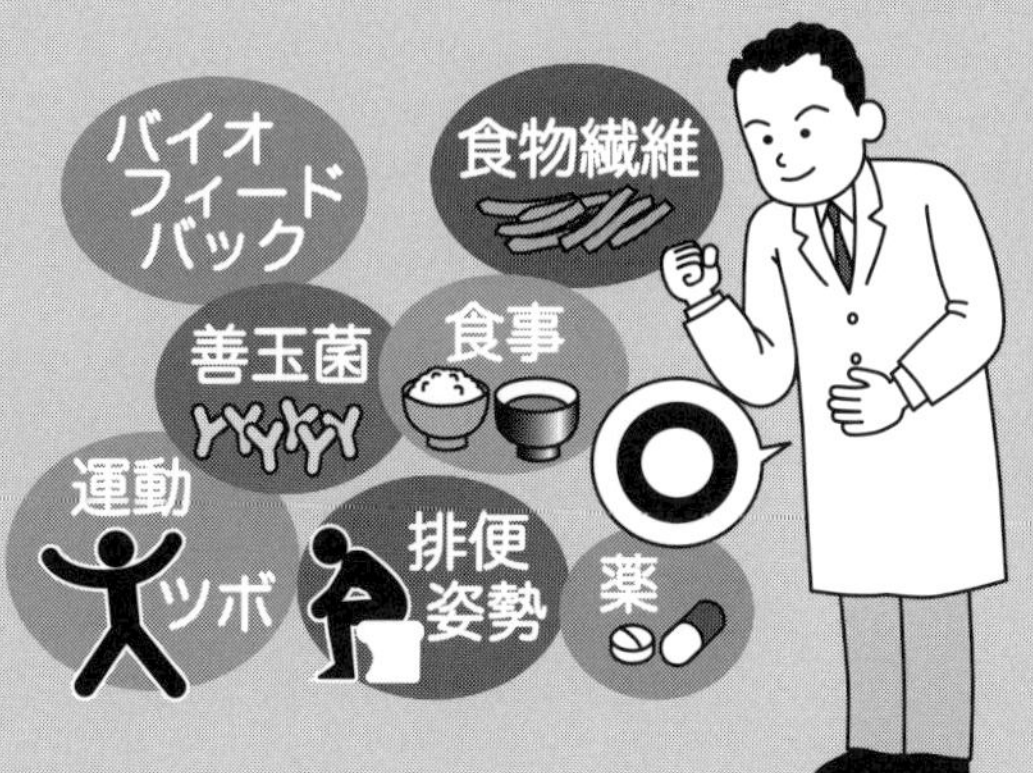

5-1

食事療法はとても大事

便秘治療はまず生活習慣の見直しから

全ての生活習慣病に言えますが、いい加減な生活をしていても生活習慣病にならない人はいます。暴飲暴食の毎日でも血圧は正常、コレステロールや血糖値も問題なしという人がいます。一方で、規則正しく生活をしていても生活習慣病になる人が多くいます。生活習慣病になるのは、必ずしもいい加減な生活だけが原因とは言えません。

しかし、どのような生活スタイルであれ、生活習慣病と診断されれば食事や運動、睡眠時間などが適切かどうかを見直すことは必要になります。

便秘についても同じことが言えます。食事や運動、睡眠など、何も気を付けていなくても、快便の人は世の中にたくさんいますが、普段の生活習慣に気を使っていても便秘になる人はいます。むしろ、気を付けているけど便秘になってしまう人の方が多いくらいです。

しかし、便秘の症状を楽にしたいと考えた時、生活習慣をしっかりと見直すことはとても大事です。その中でも、食事はとても重要です。

食事量が少ないと便秘になりやすい

若い女性によくあるのですが、ダイエットなどをして食事量が減ると腸が動きにくくなり、便秘になります。

便が出ないと、「食事を摂れば摂るほどお腹に溜まってしまって、お腹がポッコリ出てくるので食べたくない」「食べ過ぎると便が詰まって出なくならないか不安」と考える人もいます。食事による便秘悪化が心配なので、「食べない方が楽だ」という考え方です。

確かにその通りなのですが、食事を減らして便秘が悪化しなかったとしても、良くなることはありません。やはり食事はしっかりと摂ることが便秘治療のためには大事です。どんな食事をどのように摂ればよいかを考えましょう。

朝食だけはしっかり食べる

もし食事の量を増やしたくないのであれば、朝食だけはしっかり摂りましょう。1日3食の中で、朝食が一番大事です。朝食後に大腸の大蠕動が一番起こりやすいからです。

大蠕動は腸が大きく動き、便を肛門の方へ押し出していく動きです。大蠕動は1日に何回かしか起こらないのですが、朝食を食べた後が一番起こりやすいのです。大蠕動が起こると、奥にあった便が肛門近くまで下りてきます。これによって便意を感じるので、そのタイミングでトイレに入る習慣をつけることがとても大事です。

朝食をしっかり摂るためには、朝きちんと起きて余裕を持って行動することが大事になります。そのためには夜も十分に睡眠をとる必要があります。このようにゆったりと朝を過ごすこと、夜に十分寝ることは、腸の動きを調節する自律神経をリラックスさせるためにも重要です。

生活のリズムを整えリラックスすること、朝食をしっかりと食べて大蠕動を促すこと、さらには食後にトイレへ入る時間の余裕を作ること、これらはとても大事です。しっかりと生活のリズムを作らないと実行できませんが、最も大事です。

「食物繊維」＝「野菜サラダ」の落とし穴

「外来で食事は気を付けていますか?」と尋ねると「食物繊維を多く摂るよう気を付けている」という答えが多く返ってきます。特に野菜を多めに摂るよう意識している人が多いです。さらに突っ込んで聞いてみると、サラダを食べるようにしている人がかなりいます。

実は、野菜サラダは食物繊維を摂るのには不向きです。サラダは食べている野菜の量がそもそも少ない上、食物繊維の多い野菜はサラダには向いてないものが多いのです。

食物繊維をしっかり摂るための食事について、またそもそも食物繊維とは何なのか、どうして食物繊維が便秘に良いのかを説明します。

食物繊維は第6の栄養素

「食物繊維」という言葉がいつから使われているかご存知でしょうか？　今では誰もが食物繊維という言葉を知っていて、「お腹に良い」というイメージを持っていると思います。

食物の中で消化されないものが食物繊維なのですが、昔は役に立たないものと考えられていました。そのため存在は無視され、名前すら付けられていませんでした。

それが１９３０年代に、食物繊維をたくさんとるアフリカの先住民は、大腸癌の患者が少ないと明らかにされました。それから徐々に食物繊維の持つ機能が注目されるようになりました。

１９７０年代に入ると世界中で食物繊維の研究が盛んに行われました。食物繊維が人間に有用な働きをするとして、日本でしっかりと意義付けされたのは１９８０年頃からです。つまり食物繊維の働きや作用が注目されるようになったのは、たかだか40年前からなのです。ですから日々、食物繊維について新しい知見が生まれてきています。

ところで、食物に含まれる栄養素として、五大栄養素があります。人間の身体の機能を維持するために必要な栄養素のことで、「タンパク質」「脂質」「糖質」に加えて「ビタミン」「ミネラル」の５つの成分が五大栄養素です。

食物繊維はこの中に含まれません。先述したように栄養学的に役に立たないと考えられていたからです。しかし、研究が進み、人間にとって非常に大事な働きをすることが分かり、食物繊維は今では

「第6の栄養素」とも言われるようになっています。

食物繊維は植物の「細胞壁」

では食物繊維とは何のことでしょうか。繊維と聞くと、衣服の繊維や紙の繊維、あるいは野菜のすじばった部分をイメージするのではないでしょうか。総じて水には溶けない、細くて硬い組織という印象です。

食物繊維にはしっかりとした定義があり、「ヒトの小腸内で消化・吸収されにくく、消化管を介して健康の維持に役立つ生理作用を発現する食物成分」です。おおざっぱな表現になりますが、「人間の体では消化されないもの」が食物繊維だと言えます。

食物の中に含まれるタンパク質や脂質は、胃の中で細かく砕かれ消化液と混ぜられます。それが小腸に運ばれ、さらに色々な消化液と混ざって細かく砕かれます。そして体を作る素となる、アミノ酸やブドウ糖という形にまで分解され、小腸で吸収されるのです。一方、食物繊維は人間の消化液で分解されません。ですから小腸は素通りで、大腸まで運ばれていきます。

食物繊維が野菜や果物に多いことはご存知かもしれませんが、動物には含まれません。肉を食べても食物繊維は摂れないということです。食物繊維とは何かを具体的に理解するため、動物と植物の違いについて考えてみます。

動物と植物の違いは色々あります。中でも①移動、②栄養、③構造、の3つの違いが決定的です。

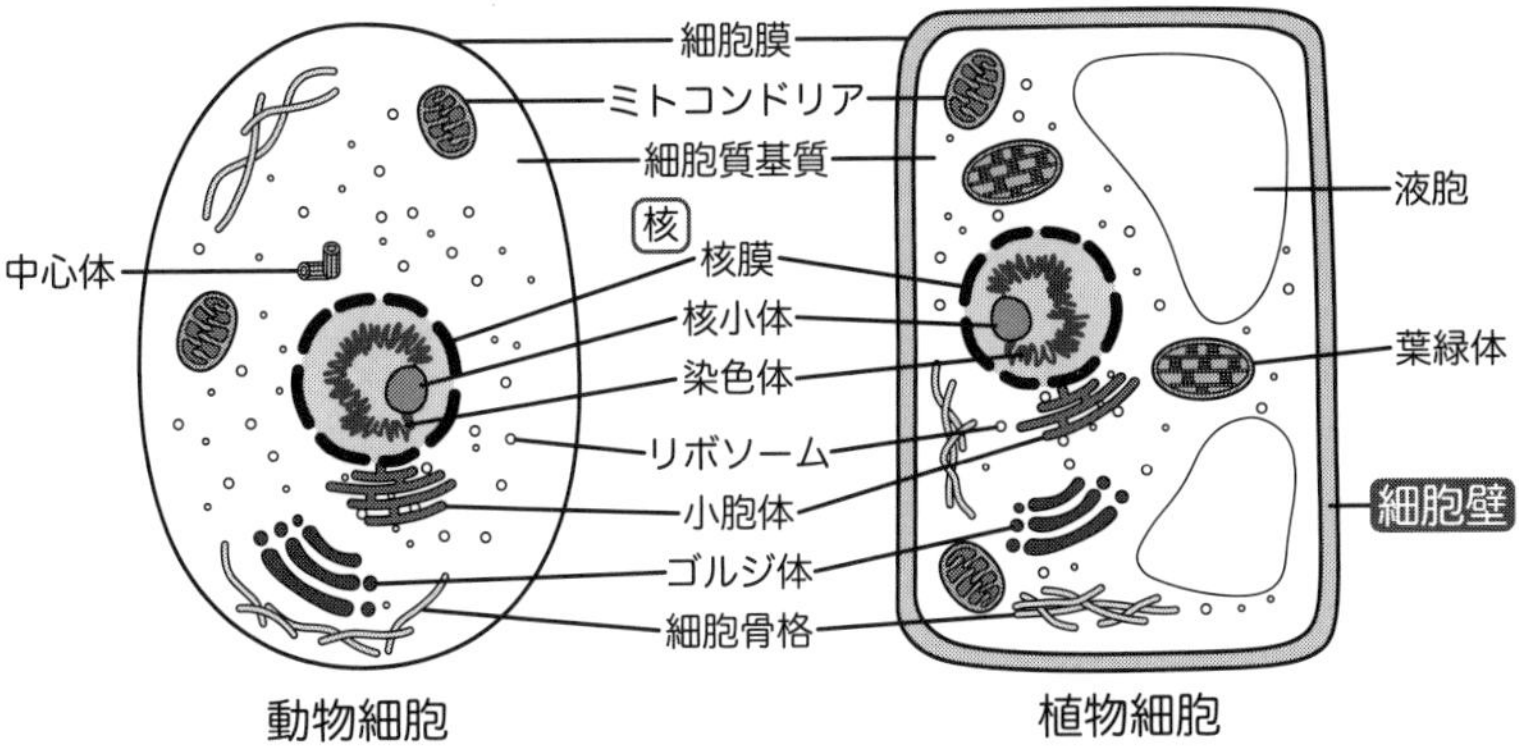

植物は自分の意思で動くことができません。どっしりと根を張って動かないものが植物です。栄養は、植物は自分自身で作り出すことができます。水と光、そして土から養分を吸い上げて、光合成を行うことによってエネルギーを作り出します。動物は自身でエネルギーを作り出すことができないので、他の植物や動物が蓄えているエネルギーを摂取して、そのエネルギーを利用して活動します。

そして、それぞれの構造の違いを見ると、なぜ動物に食物繊維がないのかが分かります。大きな違いは、植物の細胞には細胞壁という、細胞の一番外側にあって形を維持するための構造があることです。動物の場合は骨や殻によって形が維持されます。この植物に特有の構造である細胞壁は、セルロースやペクチンという炭水化物から作られています。これらは人間の消化酵素では消化できません。

この人間の消化酵素では消化されない、植物の細胞壁こそが食物繊維なのです。細胞壁は動物の細胞には存在しないものなので、食物繊維は植物、つまり野菜や果物に含まれているのです。

では食物繊維がなぜ便通を改善するのでしょうか。この理由を説明するために、食物繊維を不溶性食物繊維と水溶性食物繊維の２つに分けて説明します。

食物繊維は水に溶ける性質があるかないかで二つに分けられます。水に溶けないものが不溶性食物繊維、水に溶けるものが水溶性食物繊維です。どちらの食物繊維も消化されずに大腸まで運ばれることは同じです。

不溶性食物繊維

不溶性食物繊維が大腸まで運ばれると、便の形を作ります。例えば、便にトウモロコシの粒がそのままの形で出ているのを見たことはないでしょうか。それは粒の表面（果皮）が消化されにくいからです。トウモロコシを食べる時、果皮をしっかりと噛み砕くと粒の中身は消化されます。よく噛まずにそのまま飲み込むと表面は食物繊維が多く消化されないため、粒が形を変えずに便と一緒に排泄されます。

このように便の形を作るのが不溶性食物繊維の働きです。不溶性食物繊維は水に溶けず、水分を含み膨れ上がります。そして、そのまま便として体外に排泄されます。不溶性食物繊維が少な過ぎると便の量が少なくて便が出にくくなります。一方、多く摂ると便のボリュームは増えるのですが、硬くなってしまいます。

食物繊維を頑張って摂っていると、余計に便秘がひどくなった経験はないでしょうか。ただでさえ出にくくて硬いコロコロ便が、不溶性食物繊維をたくさん摂ると余計に便が硬くなってしまい、出にくくなるのです。

大腸の動きに問題がない場合を考えてみます。大腸の動きに問題がないのに便秘になるのは、便の量が少ないことが多いです。便が少ないのは食事の量、なかでも不溶性食物繊維の量が少ないからです。ダイエットをしていて便秘になる場合などがまさにそうです。便が少ないけど大腸はきちんと動いている場合は、不溶性食物繊維摂取で便秘は改善します。

次に、大腸の動きが弱い場合を考えてみましょう。長年の便秘で悩んでいる人はこちらの方が多いです。色々な原因で大腸が動きにくい状態です。大腸が動かないところに、不溶性食物繊維をたくさん摂るとどうなるでしょうか。

不溶性食物繊維は便の量を増やします。便は増えても大腸は相変わらず動きません。そうすると大腸の中に便はどんどん溜まっていきます。便の中の水分は吸収されてコロコロ便になっていきます。そのような便がお腹の中に大量にあるため、お腹が張って痛くなります。

つまり、便秘症の多くの人は不溶性食物繊維をたくさん摂っても便秘が改善しません。改善しないどころか、むしろ悪化します。便秘を意識して食物繊維をたくさん摂るようにしたのに良くなるどころか悪化したという人は、不溶性食物繊維を多く摂っているからなのです。

水溶性食物繊維

水溶性食物繊維は、水に溶ける食物繊維のことです。水溶性食物繊維は水に溶けるとネバネバしてきます（粘性が高いと言います）。つまり水溶性食物繊維はオクラやメカブなどネバネバする食品に多く含まれています。

水溶性食物繊維には色々な作用があります。血糖値の上昇を抑える、コレステロール値を下げる、腸の免疫機能を高めるなどです。また、水溶性食物繊維は、私たちの体に有用な働きをする腸内細菌を活発にして、便通を良くしてくれます。

水溶性食物繊維が大腸まで消化されずに運ばれていくと、大腸にいる腸内細菌のエサとなります。腸内細菌は水溶性食物繊維を利用して活発に活動します。その時に人間によって有用な働きをする、色々な酸を作り出すのです。

乳酸菌を例に挙げてみましょう。乳酸菌は文字通り乳酸を作り出す菌のことです。乳酸が大腸の中で作られると、大腸の中は酸性に傾きます。酸性環境では、いわゆる悪玉菌と呼ばれる良くない働きをする菌が増えにくくなるので、腸内環境が整えられます。

ビフィズス菌は乳酸に加えて酢酸も作り出します。腸内を酸性にする作用が乳酸菌よりもさらに強いので整腸作用も強くなります。乳酸菌やビフィズス菌は人間の大腸に住んでいる善玉菌の代表ですが、ビフィズス菌の方が乳酸菌よりも10倍ほど多く住んでいます。

このように乳酸菌やビフィズス菌が水溶性食物繊維を利用して人間の体に有用な乳酸や酢酸を作る過程のことを発酵といいます。

水溶性食物繊維は大腸にいる腸内細菌の発酵を促す作用があるのです。その他の善玉菌も発酵によって様々な有用な酸を作り出します。乳酸、酢酸以外にプロピオン酸や酪酸といったものが作られます。

これら有用な酸の力によって腸内環境が整い、大腸の粘膜の増殖が促されたり、腸管運動が刺激されたりします。そのため、水溶性食物繊維には便秘の改善効果があるのです。

ちなみに、乳酸菌などの菌が人間にとって有用なものを作り出すことを発酵と言いますが、人間にとって害のあるものを作り出すときは、腐敗と言います。いわゆる悪玉菌が増えると、腐敗が進みアンモニアやスカトールという有害成分がたくさん作られます。

便秘には水溶性食物繊維がお薦め

便秘を良くするにはどちらの食物繊維も大事です。不溶性食物繊維は便の形を作りますし、水様性食物繊維は大腸の動きを良くします。

私は、水溶性食物繊維をたくさん摂ることを薦めます。理由は水溶性食物繊維の方が不溶性食物繊維よりも摂りにくいからです。不溶性食物繊維は色々な野菜にたくさん含まれるので、意識をしないと不溶性食物繊維ばかり摂ることになってしまうからです。

不溶性食物繊維だけとか水溶性食物繊維だけなど、どちらかだけが含まれる食品というものはありません。そして一つの食品の中に入っている食物繊維は、ほとんどの場合不溶性食物繊維の方が水溶性食物繊維より多く含まれます。

例えば、食物繊維の量を見るときによく引き合いに出されるレタスを考えてみましょう。レタス100gには、不溶性食物繊維は1g含まれるのですが、水様性食物繊維はわずか0・1gしか含まれていません。不溶性食物繊維の方が10倍も多く含まれるのです。

レタスなどの葉物野菜は特に不溶性食物繊維が多いです。ですからサラダをたくさん食べると、便秘は余計に悪くなるかもしれません。これが「野菜サラダは便秘に良い」という世間一般にありがちなイメージの大きな落とし穴です。

水溶性食物繊維を多く摂るように注意していると、同時に不溶性食物繊維も摂ることになるので、水溶性食物繊維に意識を向けるだけで十分だと考えています。

食物繊維の種類

食物繊維は「人間には消化できない」働きを持つ食物の成分のことであり、具体的な一つの物質を示しているわけではありません。食物繊維は大きく分けて、不溶性食物繊維と水溶性食物繊維の2つに分けられますが、それぞれが様々な成分を含んでいます。

不溶性食物繊維にはセルロースやヘミセルロース、リグニンやキチンという成分があります。セルロースは大豆やごぼう、穀類に多く含まれています。ヘミセルロースも大豆やごぼうに良く含まれています。リグニンは豆類やココアに良く含まれますし、キチンはきのこに多く含まれています。

水溶性食物繊維にはペクチンや植物ガム、粘質物があります。ペクチンは完熟した果物や芋類や野菜に多く含まれます。植物ガムにはグァーガムという、グァー豆に多く含まれる成分があります。また、粘質物であるグルコマンナンはこんにゃくに、アルギン酸は昆布やわかめなどの海藻類に多く含まれています。

このように食物繊維には様々な種類があります。水溶性食物繊維は腸内細菌の栄養となるものですが、どの腸内細菌がどの食物繊維を効率的に利用するのかなど、分かっていないことがまだまだあります。自分の腸にいる腸内細菌がどの食物繊維と相性が良いかは、簡単に分かることではないでしょう。

「食物繊維を頑張って摂取しているけどお腹の調子が良くならない」という人の話をよく聞きます。その理由の一つとして、このような相性の問題があるのかもしれません。ですから、色々な食事からたくさんの食物繊維を摂ることをお薦めします。そうすることで、自分の体に合う食物繊維が見つけられると思います。

食物繊維の量を知る方法

食物繊維を多く含む食品を知りたい時は、「日本食品標準成分表」（通称：食品成分表）を見るのがよいです。文部科学省から委託を受けた分析機関が、普段日本でよく食べられている食品を分析し、結果を食品成分表として公表しているもので、インターネット上で見られます。これを基にして、テレビや雑誌、インターネット上で、食物繊維の豊富な食品が紹介されるのです。2015年版の食品成分表では2191品目の食品について成分が記されています。「食品成分表」という検索ワードで検索してみてください。すると簡単に文部科学省が公表している、日本食品標準成分表を見つけることができます。

文部科学省が「穀類」や「豆類」など細かく分類した食材別に、様々な食品の成分を調べることができます。もし、自分でどのような食品に食物繊維が多いのかを調べたいと思うのでしたら、エクセル版の日本食品標準成分表を開いて、食物繊維でソートをかけてみましょう。

そのようにして調べていくと、例えば、水溶性繊維を多く含む食品である「らっきょう」には水溶性食物繊維が100gあたり18・6g含まれることがわかります。

食物繊維を多く含む食品は?

食物繊維の中でも、実際に食品成分表から水溶性食物繊維を多く含む食品をとりあげて見てみましょう。

目立つのは「こんにゃく　精粉《せいこ》」です。こんにゃくの精粉とはこんにゃく芋を細かく切って粉にしたもののことです。こんにゃくのプリプリとした歯ざわりは、食物繊維のグルコマンナンが灰汁《あく》というアルカリ性物質によって変化した結果です。こんにゃくの原料たる精粉には100gあたり73・3

ｇと圧倒的な量の水溶性食物繊維が含まれています（2位はらっきょうで18・６ｇ）。

では「こんにゃくを食べればよいのだな」と思うかもしれませんが、注意が必要です。こんにゃくの精粉には水溶性食物繊維が多いのに、「板こんにゃく」には１００ｇあたり０・１ｇしか水溶性食物繊維は含まれません。実は、私たちが口にしているこんにゃくは、大部分が水分なのです。板こんにゃくには１００ｇあたり97・３ｇもの水分を含んでいるので、食物繊維の占める割合が少ないのです。水溶性食物繊維を多く含む食品の上位には乾燥させた食品（例として「しろきくらげ　乾」「干しワラビ　乾」「かんぴょう　乾」）が並んでいます。このような食品は水で戻してから調理されます。戻した後は、かさが大きく増えます。

あるいは、「抹茶」や「カレー粉」「ココア」などのように、よく口にするけど、それほど量は摂れないというものも多くあります。抹茶を１００ｇ摂取することは、なかなか大変ですよね。

よく食べる野菜で食物繊維が多いもの

日本国内で流通している野菜は１００種類以上あります。全国的に流通し、特に消費量が多く重要な野菜は「指定野菜」と呼ばれ、キャベツ、ほうれんそう、レタス、ねぎ、たまねぎ、白菜、きゅうり、なす、トマト、ピーマン、だいこん、にんじん、さといも、ばれいしょの14品目が指定野菜です。

これらの野菜について、特に便通改善に有効な水溶性食物繊維に注目して見ていきたいと思います（図表参照）。水溶性食物繊維が一番多いのは里芋で、１００ｇあたり０・８ｇを含んでいます。中サイズで1個50gほどなので、里芋の煮転がしを2つ食べると0・8gの水溶性食物繊維と1・5gの不溶性食物繊維を摂ることができます。

里芋の次に多いのはほうれんそうで、100gあたり0・7gを含んでいます。1人分のほうれんそうのお浸しは50gくらいなので、0・35gほど摂れることになります。次に、にんじん（0・6g）、ピーマン（0・6g）、たまねぎ（0・6g）が続きます。

ところで、サラダによく使われる野菜の食物繊維はどれほどでしょうか？ レタス、トマト、きゅうりを見てみると、100gあたりの水溶性食物繊維はそれぞれ、0・1g、0・3g、0・2gしか含まれません。サラダ1人分は100g程度なので、サラダを食べてもあまり多くの水溶性食物繊維が摂れないことが納得できるのではないでしょうか。

葉物野菜では水溶性食物繊維を摂りにくい

ここまでは流通量の多い野菜という分類で食物繊維を見てきました。しかし、どのような野菜に食物繊維が多いかはイメージしにくいかもしれません。そこで、今度は野菜を食べる部位別に分けて考えていきます。

野菜は利用する部位によって、おおまかに葉菜類、根菜類、果菜類に分けられます。葉菜類は葉や茎、花などを食べる野菜のことで、ほうれんそうやキャベツ、ねぎなどのことです。根菜類は根や茎（地下茎など）、土の中にあるものを食べる野菜を指します。そして果菜類は果実や種子、さやの部分を食べる野菜のことをいいます。ここでは果菜類と果実は分けて考えることにします。

なお、果実と果菜の区別は厳密な定義ではなく、主としてデザートとして食べるものは果実、食事で食べる物は果菜と区別しました。例えば、すいかやいちごは野菜ですがデザートとして食べるので果実、アボガドは果実ですがサラダなどで食べるので果菜類に分けています。

まず葉菜類を見てみます。葉菜類で最も水溶性食物繊維を含んでいるものは春菊（０・８ｇ／１００ｇ）です。そしてブロッコリー（０・７ｇ）、ほうれんそう（０・７ｇ）、水菜（０・６ｇ）が続きます。これらは多くの水溶性食物繊維を含んでいますが、一度に多くは食べられないのではないで

図：ふだんよく食べる野菜（指定野菜）の食物繊維量

	水溶性	不溶性	食物繊維総量
里芋	0.8	1.5	2.3
ほうれんそう	0.7	2.1	2.8
にんじん	0.6	1.8	2.4
ピーマン	0.6	1.7	2.3
たまねぎ	0.6	1.0	1.6
ジャガイモ	0.6	0.7	1.3
だいこん	0.5	0.8	1.3
キャベツ	0.4	1.4	1.8
ねぎ	0.3	2.2	2.5
白菜	0.3	1.0	1.3
トマト	0.3	0.7	1.0
なす	0.3	1.9	2.2
きゅうり	0.2	0.9	1.1
レタス	0.1	1.0	1.1

図：葉菜類（茎含む）

	水溶性	不溶性	食物繊維総量
春菊	0.8	2.4	3.2
ブロッコリー	0.7	3.7	4.4
ほうれんそう	0.7	2.1	2.8
水菜	0.6	2.4	3.0
つるむらさき	0.6	1.6	2.2
みつば	0.5	2.4	2.9
にら	0.5	2.2	2.7
カリフラワー	0.4	2.5	2.9
みょうが	0.4	1.7	2,1
アスパラガス	0.4	1.4	1.8
キャベツ	0.4	1.4	1.8
小松菜	0.4	1.5	1.9
わけぎ	0.3	2.5	2.8
セロリ	0.3	1.2	1.5
ねぎ	0.3	2.2	2.5
白菜	0.3	1.0	1.3
チンゲンザイ	0.2	1.0	1.2
レタス	0.1	1.0	1.1
ふき	0.1	1.2	1.3

白：指定野菜（15 品目）灰色：特定野菜（34 品目）

しょうか。

先ほどほうれんそうのお浸しについて書きましたが、春菊のお浸し、茹でたブロッコリーなども100ｇ食べるのは大変そうです。また、サラダなど生でよく食べるキャベツやレタスも、多くの量を一度に摂るのは大変です。

葉菜類や果菜類は不溶性食物繊維を多く含んでいます。私たちが普段よく食べる指定野菜（14品目）、次いでよく食べられる特定野菜（35品目）でみてみると、100ｇあたり2ｇ以上の不溶性食物繊維を含んでいるものは、葉菜類が9品目、果菜類で10品目あります。それに比べて根菜類は4品目のみです。

不溶性食物繊維は便の量を増やす働きがあります。便の量が少ないタイプの便秘症の人では葉菜類や果菜類を多く食べることをお薦めします。しかし、便がコロコロとした硬い便の人にはあまり薦められません。不溶性食物繊維を摂ると、余計に便が硬くなってしまうからです。

「食物繊維を頑張って摂ったところ、余計に便秘が悪くなった」と言う人がいます。それは不溶性食物繊維を摂りすぎて、便が硬くなってしまうことが原因として考えられます。

果菜類ではアボカドとオクラがお薦め

アボカドは栄養価が非常に高いことからスーパーフードと呼ばれています。不飽和脂肪酸という、体に良い脂肪も豊富に含むことから「森のバター」とも呼ばれています。食物繊維を多く含んでいることから、便通改善の効果も高いです。アボカド１００gあたり１･７gもの水溶性食物繊維を含んでいます。日常的に食べる食材ではないので、アボカドは特定野菜でも指定野菜でもありませんが、食物繊維量がとても多いので表に加えました。

次に多いのはオクラで、１００gあたり１･４gの水溶性食物繊維を含んでいます。１００gあたり１g以上の水溶性食物繊維を含む野菜はとても少ないです。特定野菜、指定野菜49品目の中ではらっきょう、にんにく、ごぼう、そしておくらの4品目しかありません。オクラは和え物など副菜として、まめに食べるようにすると良いでしょう。

図：果菜類

	水溶性	不溶性	食物繊維総量
アボカド	1.7	3.6	5.3
オクラ	1.4	3.6	5.0
かぼちゃ	0.9	2.6	3.5
グリンピース	0.6	7.1	7.7
ピーマン	0.6	1.7	2.3
にがうり	0.5	2.1	2.6
枝豆	0.4	4.6	5.0
さやいんげん	0.3	2.1	2.4
ししとう	0.3	3.3	3.6
さやえんどう	0.3	2.7	3.0
とうもろこし	0.3	2.7	3.0
トマト	0.3	0.7	1.0
なす	0.3	1.9	2.2
そらまめ	0.2	2.4	2.6
きゅうり	0.2	0.9	1.1

白：指定野菜（15品目）灰色：特定野菜（34品目）

果菜類の中で特にお薦めするのはかぼちゃです。アボカドやオクラには及びませんが、１００g中０･９gと多くの水溶性食物繊維を含んでいます。かぼちゃを薦める理由は、一度に多くの量を食べられるからです。例えば、かぼちゃの煮物を小鉢で食べる場合でも50g以上は摂れます。天ぷらにした場合でも天ぷら1個で20g程度はありますので、５つ食べると１００gになります。１つの食材を1回で１００g食べるのは大変ですが、かぼちゃなら他の野菜に比べてかなり食べやすいです。

迷ったら根菜類を食べよう

根菜類は水溶性食物繊維を豊富に含んでいます。特に多いのはらっきょうで、100gあたり18・6gもの水溶性食物繊維を含んでいます。これは、普段私たちが口にする食品の中でダントツに多い量です。その他エシャレット（若採りのらっきょう）やにんにくにも水溶性食物繊維が豊富です。

らっきょうやエシャレット、にんにく、そしてたまねぎは、鱗茎《りんけい》と呼ばれています。鱗茎とは茎の一種で、短い茎の周囲に多数の葉が養分を蓄えて多肉となって、球形や卵形になったものをいいます。園芸用語では「球根」と呼ばれています。

根菜類の中でも鱗茎（球根）は特に水溶性食物繊維が豊富な野菜です。図表には載っていませんが、ユリ根やのびるという鱗茎も水溶性食物繊維が豊富です。

ごぼうは普段食べる野菜の中で、水溶性食物繊維が一番多い部類の野菜です。100gのごぼうには水溶性食物繊維が2・3g、不溶性食物繊維が3・

図：根菜類

	水溶性	不溶性	食物繊維総量
らっきょう	18.6	2.1	20.7
エシャレット	9.1	2.3	11.4
にんにく	4.1	2.1	6.2
ごぼう	2.3	3.4	5.7
さつまいも	0.9	1.8	2.8
さといも	0.8	1.5	2.3
にんじん	0.6	1.8	2.4
やまいも	0.6	1.4	2.0
たまねぎ	0.6	1.0	1.6
ジャガイモ	0.6	0.7	1.3
大根	0.5	0.8	1.3
かぶ	0.3	1.1	1.4
しょうが	0.2	1.9	2.1
レンコン	0.2	1.8	2.0

白：指定野菜（15品目）灰色：特定野菜（34品目）

４ｇも入っています。そのため、効率的にごぼうの食物繊維を摂るために、ごぼう茶として飲用されたりもします。ごぼう茶にはごぼうに含まれる水溶性食物繊維である、イヌリンが豊富に含まれています。イヌリンの整腸作用によって便通が良くなっていきます。

また、根菜類を薦める理由として、一度にたくさんの量を食べられる野菜が多いことが挙げられます。例えば、さつまいもは１本で２００ｇほどの重さがありますが、焼き芋にすると案外食べられるものです。焼き芋１本には水溶性食物繊維が１・８ｇ、不溶性食物繊維が３・６ｇも含まれています。これほどの量の食物繊維を他の野菜で摂るのは大変です。里芋や大根、じゃがいもといった野菜も、一度に多くの量を摂れます。

水溶性食物繊維が豊富な野菜が多いことに加えて、一度に多くの量を食べることができること。これが根菜類の魅力です。食物繊維を多く摂るのにどうすればよいか分からないときは、とりあえず根菜類をたくさん食べることを意識してみましょう。

果物は「もうひと押し」に効果的

食後のデザートでも食物繊維をたくさん摂るようにしましょう。果実で一番のお薦めはなんといってもキウイフルーツです。キウイフルーツは１個で１００ｇ程度の重さがあります。なので、キウイフルーツを１個食べると水溶性食物繊維を０・７ｇ摂取できます。ほうれんそうやにんじんを１００ｇ食べると同じくらいの水様性食物繊維を摂ることができます。どちらが簡単に食べられるかと考え

図：果物

	水溶性	不溶性	食物繊維総量
キウイフルーツ(緑)	0.7	1.8	2.5
西洋梨	0.7	1.2	1.9
もも	0.6	0.7	1.3
マンゴー	0.6	0.7	1.3
いちご	0.5	0.9	1.4
キウイフルーツ(黄)	0.5	0.9	1.4
りんご	0.5	1.4	1.9
ブルーベリー	0.5	2.8	3.3
柿	0.2	1.4	1.6
みかん	0.2	0.2	0.4
梨	0.2	0.7	0.9
メロン	0.2	0.3	0.5
さくらんぼ	0.1	1.1	1.2
すいか	0.1	0.2	0.3
バナナ	0.1	1.0	1.1
パイナップル	0.1	1.4	1.5

れば、言うまでもなくキウイフルーツでしょう。ただし、食物繊維を意識して食べるなら、黄色でなく緑色が良いです。図を見ると分かるよう、キウイフルーツは色によって含まれる食物繊維量に差があり、緑色の方が多いためです。

りんごやいちごといった、普段口にすることが多い果実も水溶性食物繊維が豊富です。これらの果実を食後や間食として摂ると、さらに多くの食物繊維を摂れます。

食事をしっかり摂るだけでなく、果実もしっかりと食べることを意識してみましょう。

野菜以外の食物繊維~海藻やきのこ類

食物繊維は植物の細胞壁であるというお話をしました。実は食物繊維は「ヒトの小腸内で消化・吸収されないもの」ですから、必ずしも植物である必要はありません。例えば、海藻に多く含まれているアルギン酸やフコダインという成分は小腸で消化されません。これらも食物繊維に含まれます。海藻は乾燥させた状態で測定されているものが多く、干しひじきは100g中43・3gもの食物繊維を含んでいます。乾燥わかめには１００ｇ中32・７ｇ、生わかめでは１００ｇ中３・６ｇ含まれていますので、わかめも食物繊維の供給源として貴重な食材です。

その他、きのこ類で食物繊維が豊富なのは、なめこ（１００ｇ中３・３ｇ）やほんしめじ（１００ｇ中３・３ｇ）などです。

調理法で変わる食物繊維量～らっきょうは甘酢に漬けると減る

ここまで野菜の中に含まれる食物繊維量について説明してきましたが、ほとんどが生の状態での数値を説明しました。しかし、実は食べ方によって食物繊維量は変わるのです。

例えば、らっきょうは非常に多くの水溶性食物繊維を含んでいます。１００ｇあたり18・６ｇという圧倒的な量ですが、あくまで生の場合の話です。実は、日本食品標準成分表には、私たちがよく目にする「らっきょう（甘酢漬）」の記載もあります。数値を見ると、水溶性食物繊維が１００ｇあたり１・７ｇ、そして不溶性食物繊維は１・６ｇです。生と甘酢漬では、便秘に良い水溶性食物繊維の量に10倍もの開きがあり、甘酢漬けにすると大きく減ってしまっています。

なぜこれほどの差があるかというと、らっきょうの水溶性食物繊維はフルクタンという成分で、これが甘酢の水分に溶け出してしまうことが理由です。らっきょう本体には少しの繊維しか残らなくなるのです。このため、漬けこんでいる甘酢も一緒に摂取すれば溶けた食物繊維を摂取できます。しかし、漬け込み液には糖分が多く含まれていますので、摂り過ぎには注意が必要です。

「レジスタントスターチ」というデンプン～さつまいもやバナナの整腸作用が高いもうひとつの理由

「便通を良くするために食物繊維、特に水溶性食物繊維を多く摂ろう」と説明してきました。水溶性食物繊維は大腸の腸内細菌の栄養となります。腸内細菌の活動が活発になることによって腸の動きがよくなり便通が良くなると考えられているのです。

実はデンプンにも便通を良くする働きがあることがわかっています。デンプンはブドウ糖がたくさん結合したものです。以前は、デンプンはヒトの消化酵素でほとんどが消化・吸収されると考えられていました。消化酵素によってブドウ糖に分解され、全てエネルギーになると考えられていたのです。しかし一部のデンプンは分解されずに大腸まで到達することが分かってきました。大腸まで到達したデンプンは食物繊維と同じ働き、すなわち腸内細菌の栄養となるのです。

消化されずに大腸まで到達するデンプンのことをレジスタントスターチと呼びます。インゲン豆などの豆類、じゃがいもなどいも類、スパゲティやコーンフレークなどの穀物に多く含まれています。水溶性食物繊維と不溶性食物繊維の両方の機能を兼ねる作用があると考えられています。

ところで、さつまいもには整腸作用があることはご存知の人が多いのではないでしょうか。私は、さつまいもは食物繊維だけではなく、レジスタントスターチも豊富に含んでいるため整腸作用が強いのだと考えています。さつまいもは１００ｇあたり3・8ｇの食物繊維と、3ｇのレジスタントスターチを含みます。さつまいも1本（２００ｇとします）を蒸した場合は13・6ｇもの食物繊維を摂ることになりますので、高い整腸作用があるのでしょう。

バナナがお腹に良いことも有名ですが、これもレジスタントスターチが関係していると考えています。バナナは１００ｇあたり０・１ｇの水溶性食物繊維しか含んでいません。しかし、レジスタントスターチは１００ｇあたり４ｇも含んでいます。特に未熟なものはバナナの中のデンプンがブドウ糖や果糖に分解されていないので、レジスタントスターチとしての働きが大きくなります。つまり、整腸作用を期待してバナナを摂るときは完熟よりも、青いものの方が良いです。

レジスタントスターチはデンプンなので、穀物にも含まれています。日本人が一番食べる穀物は米ですから、整腸作用にはとても大事なのです。なんといっても米は野菜と比べると食べる量が段違いに多く、一日一合（１５０ｇ）のお米を食べると、１・８ｇのレジスタントスターチを摂れます。米は水溶性食物繊維をほとんど含まないものの、レジスタントスターチを多く摂れることから、便通の改善には重要な食材です。

最近ではダイエットを目的で糖質制限をして、米やパン、麺類を控える人が増えています。しかし、レジスタントスターチの働きを考えると、糖質制限をすると便秘は悪くなりやすいでしょう。

レジスタントスターチは調理法によって量が変わることが知られています。これはデンプンの化学的な構造が温度によって変化することが理由です。米やいもを加熱して食べる理由の一つはデンプンを消化しやすい構造に変えることです。ただ、一度加熱したデンプンでも、冷やすことで化学的な構造が変化して消化されにくくなります。つまりレジスタントスターチが増えるということです。なので、ご飯は炊き立てよりも冷ごはん、焼き芋や蒸し芋も冷ましてから食べるのが良いですし、ジャガイモはポテトサラダや冷製スープなど冷やして食べるのがお薦めです。

コラム7 「レタス○個分」ってどうなの？

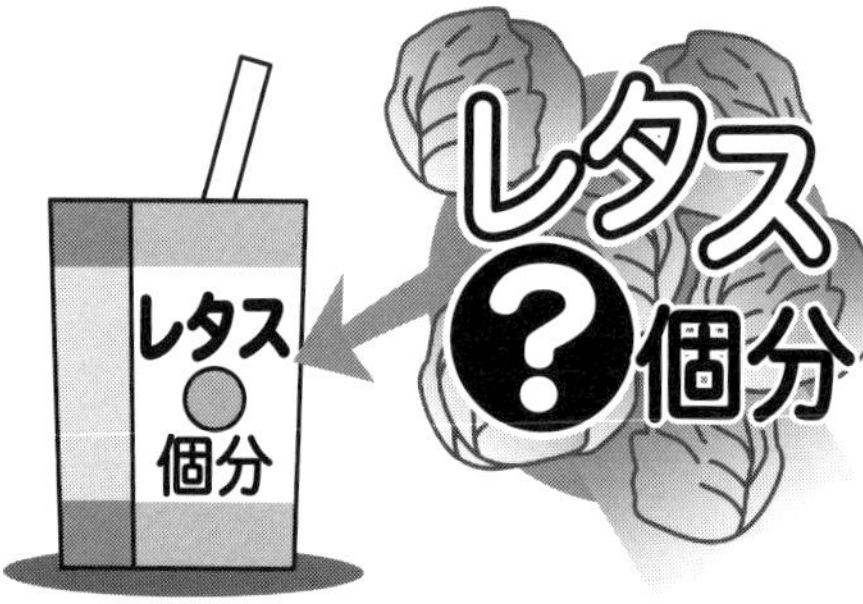

サプリメントや健康食品に含まれる食物繊維の量が「レタス○個分」と表現されているのを見かけることがよくあります。この表現を見るとレタスは食物繊維が多いかのように錯覚します。そんな広告を見ると、「食物繊維が多いことで有名なレタスと比べて、この商品はこんなにも食物繊維を含んでいるのですよ」というイメージを受け取ってしまいます。

しかし、実はレタスは食物繊維が豊富ではありません。レタス100gあたりで食物繊維が1.1gです。不溶性食物繊維が1.0g、便秘を改善するのにお薦めの水溶性食物繊維はわずか0.1gしか含んでいません。レタス1玉はだいたい400~500gですから、丸ごと食べてようやく4~5gの食物繊維を摂取できるぐらいです。例えば「レタス５個分の食物繊維！」などと表示されていると「これは食物繊維が多そうだ」と思うかもしれませんが、実態は５g程度です。食物繊維が多い果物であるキウイフルーツで言うと、レタス５個はキウイ２個分くらいです。しかし、「キウイ２個分の食物繊維！」と書かれていても、多いというイメージを持つ人はほとんどいないでしょう。

レタスが食物繊維量の比較対象になるのは、誰もが知っていて「普段食べる機会が多い、すなわちイメージしやすい野菜だから」だからではないでしょうか。レタスのスジの部分が繊維をイメージしやすいことも、比較に使われる理由だと思います。

5-2 「善玉菌」を正しく知る

腸内フローラ

大腸の中には100兆個以上、1000種類以上の細菌が住んでいることが分かっています。人間は約37兆個の細胞からできていると言われているので、腸内細菌はそれよりも多いことになります。

1000種類にも及ぶ、総勢100兆個以上もの細菌が大腸の中に生息していることを、多種多数の花が咲き乱れている花畑（フローラ）に見立てて、「腸内フローラ」と呼んでいます。

人間は、母親のお腹にいるときは無菌状態だと考えられています。そして生まれた直後に、母親の産道や手のひら、その他周囲にいる菌と接触して体の中に取り込まれます。

生まれた後から様々な菌にさらされるのですが、なぜか赤ちゃんのお腹の中ではビフィズス菌が増えていきます。ビフィズス菌は乳酸や酢酸という酸を作ります。これによって赤ちゃんのお腹の中は酸性の環境になるので、赤ちゃんの便は酸っぱい臭いがするのです。成長するにしたがって、バクテロイデスやレンサ球菌、また悪玉菌として働くウェルシュ菌などが増えます。離乳期が終わる頃には腸内フローラのバランスはほぼ一定となり、その後は大きな変化はなくなります。そして一定の状態になってしまうと、生涯そのバランスが大きく変わることはないと考えられています。

成年期に一定の状態だった腸内フローラは、老年期になるとウェルシュ菌など悪玉菌が徐々に増加していきます。そのため高齢者では腸内環境が悪くなっていることが多いのです。

腸内フローラは大きく分けると、人間にとって良い働きをする「善玉菌」、悪い働きをする「悪玉菌」、そして良い働きも悪い働きもする「日和見菌」があります。多くの菌は日和見菌で、腸の環境によって働きが変わると考えられています。

図　年齢と腸内フローラの移り変わり

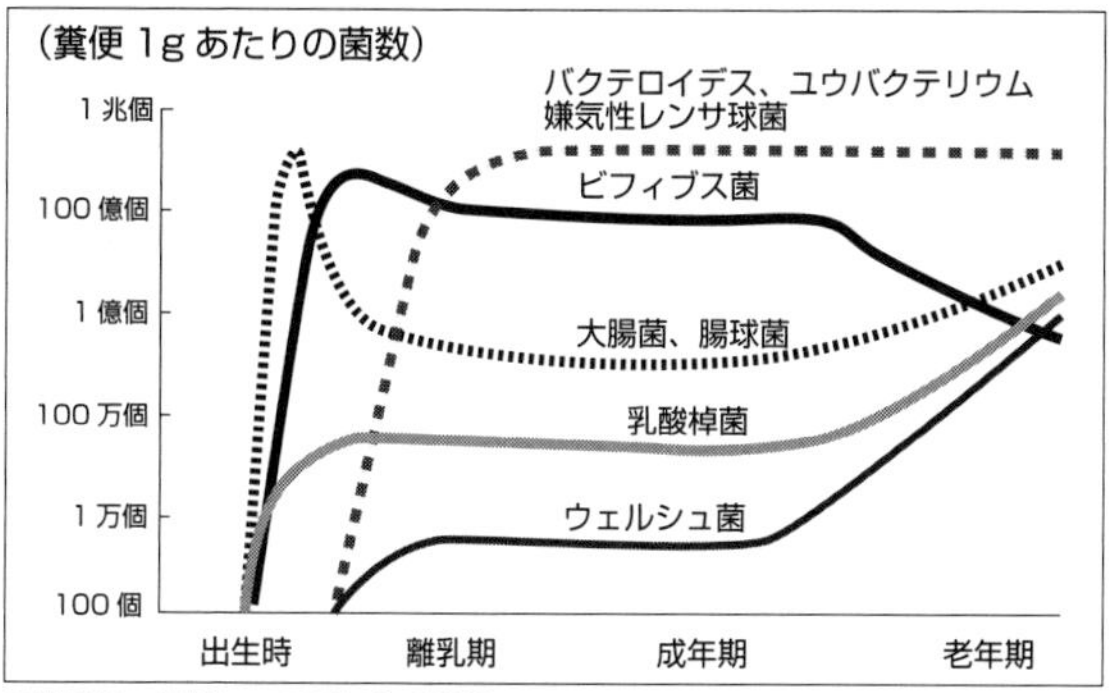

●胎児は、母体にいる時は無菌状態である
●年齢を重ねるごとに、ウェルシュ菌（悪玉菌）が増加し、
　ビフィズス菌（善玉菌）が減少する

出典：オーソモレキュラー栄養医学研究所 HP より
光岡知足（1986）『腸内細菌叢の分類と生体』中央公論事業出版、東京より引用

善玉菌とは

便秘を良くするための食事の工夫として、食物繊維を摂ることの他にヨーグルトなどを食べる人は多いのではないでしょうか。なぜヨーグルトを食べると便秘が良くなるのでしょう？　「ヨーグルトにはビフィズス菌や乳酸菌が入っていて、それが便秘を良くするのだ」ということはイメージできるかもしれません。ここではそのビフィズス菌や乳酸菌など、いわゆる「善玉菌」について考えてみます。

善玉菌と聞くと、その2つを真っ先に挙げると思います。これらの菌が良い菌で、病原性大腸菌などは悪い菌、つまり「悪玉菌」と考えるのが一般的です。

ビフィズス菌が善玉菌と呼ばれるのは「人間にとって」善い働きをしてくれるからです。一方、病原性大腸菌は人間にとって「悪い」働きをするのです。善玉菌を摂るとお腹の調子が良くなる、悪玉菌を摂るとお腹を壊して下痢をする、そのようなイメージです。

人間にとって良い働き、悪い働きのどちらも起こす菌もいて、日和見菌と呼びます。善玉菌が優勢の時は良い働きを、悪玉菌が優勢の時は悪い働きをします。大腸の中には日和見菌が最も多く、腸内細菌の70％程度を占めると言われています。

大多数の腸内細菌は、人間にとって良くも悪くも働くので、これら日和見菌が良い働きをしてくれるように、食事から食物繊維や善玉菌を摂取することが大事です。

善玉菌を活かす食生活

いわゆる善玉菌をたくさん摂取して、健康を増進しようという考え方が学問的に研究され始めたのは、19世紀の終わり頃からです。

フランスのパスツール研究所で研究を行っていたイリア・メチニコフ博士は、長寿の人が多いブルガリア地域はヨーグルトの摂取量が多いことから、ヨーグルトに含まれる乳酸菌が腸の健康に役立つと考えました。

日本では代田稔博士が１９３０年代に、乳酸菌の力で腸内環境を改善して病気を予防しようという考えを持ちました。そして乳酸菌をミルク培地で培養したものを飲用するように提唱しました。これが現在も多くの人に飲まれている「ヤクルト」の起源です。

善玉菌の力で健康を増進することが学問的に研究され始めたのは、せいぜい１００年前程度です。しかし善玉菌を利用した食品、すなわち発酵食品を摂ることはずっと昔から体に良いと信じられていました。

発酵食品の歴史

人類は昔から発酵食品をたくさん摂取してきました。食品が発酵することによって保存が効きやすくなるだけでなく、風味や味が変わり、また栄養的にも優れていることを経験的に知っていたからでしょう。日本では醤油や味噌、日本酒、みりんなど、麹菌を利用した発酵食品が愛されてきました。

煮た米に麹と湯を加えて作る甘酒は、夏バテに効果があるとして昔から親しまれていました。甘酒の滋養作用は、米に含まれるタンパク質が麹菌の発酵によって、様々なアミノ酸やビタミンB_1、B_2、B_6、パントテン酸、ビオチンなど、米には含まれない大量の栄養素が作り出されることによります。このような発酵作用が私たちの大腸の中でも起こっています。発酵によって、腸の働きが活発になり、便通を良くしてくれます。

発酵と腐敗

腸内フローラの働きは目で見ることはできませんが、様々な働きをしています。人間にとって良い働きをする菌、すなわち善玉菌が行う活動を「発酵」、悪い働きをする菌が行う活動のことを「腐敗」と呼びます。

発酵とは、細菌やカビが食品の中で増えて活動し、新たな食品に変わったり、有用な物質を作り出したりすることで、人間にとって有益なものです。一方、腐敗とは、細菌やカビが食品の中で増えて活動することは発酵と同じですが、その結果、食品の本来の形、色、栄養が損なわれ、人間にとって有害なもののことを言います。

善玉菌や悪玉菌などの腸内フローラは生まれた時から腸の中にいるわけではありません。いつの間にか腸の中に住み着いて、私たちの健康を維持したり、時に健康を害したりします。人間と腸内フローラは共生関係にあるのです。

腸の中で発酵や腐敗が起こるといってもも理解しにくいかもしれません。普段ある食品で発酵と腐敗を見てみましょう。

納豆

日本人がよく食べる発酵食品に納豆があります。納豆は蒸した大豆を納豆菌によって発酵させた食品です。ただの蒸した大豆と納豆では、味わいや風味が全く異なります。そして単に蒸した大豆は糸を引きませんが、納豆は糸をひきます。

これらの違いは納豆菌による発酵活動によって起こります。納豆菌が大豆を栄養として活動すると、ビタミンＢ２やビタミンＫ、葉酸という、人間にとって大事な栄養素を作り出します。また、うまみの素となるグルタミン酸というアミノ酸も作られます。

味噌

味噌は大豆と塩、麹菌を使い、納豆と同じく大豆を発酵させて作られます。納豆は納豆菌ですが、味噌は麹菌が大豆を栄養として活動した結果、独特の味わいを作り出してくれます。

麹菌は大豆に含まれるタンパク質やデンプンを分解して、別の物質を作り出します。麹菌はアスペルギルス・オリゼというカビの一種で、発酵活動によって味噌を作ります。和食にとって欠かせない醤油、味噌、日本酒、みりん、米酢などは全て麹菌の活動で作られています。麹菌は日本人の食事にとって非常に大切で、日本醸造学会から日本の国菌と認定されています。

味噌の歴史はとても古く、平安時代には味噌のようなものについての記述があります。味噌汁の丁寧な言い方として、御御御付《おみおつけ》という表現があります。敬意や丁寧さを表す「御」が３つも重ねられるくらいに、味噌は大事なものと考えられていたということでしょう。これは味噌が味わい深いだけでなく、体に良いということが、昔から経験的に知られていた証拠でしょう。

腸内フローラによる発酵

納豆や味噌は体外の話でしたが、大腸の腸内フローラによる発酵では何が起きているのでしょうか。ここでは善玉菌のひとつであるビフィズス菌について考えてみます。ビフィズス菌は腸内に生息している代表的な善玉菌です。ビフィズス菌は食物繊維を栄養として活動します。ビフィズス菌は乳酸や酢酸を作り出します。乳酸菌とビフィズス菌の大きな違いとして、酢酸を作るか否かが挙げられます。乳酸や酢酸は腸の中を酸性の環境にします。するとアルカリ性で活発に活動するウェルシュ菌などの悪玉菌の活動が弱くなります。また、乳酸は他の善玉菌の栄養にもなるため、腸内環境が良くなります。これらの酸は細胞のエネルギーにもなり、腸の活動が良くなることから、便通に効果があると考えられています。

短鎖脂肪酸が腸の動きをよくする

ビフィズス菌に限らず、善玉菌が発酵によって作り出す酸である、乳酸や酪酸、プロピオン酸は、人間にとって有用なものです。これらの酸を短鎖脂肪酸と呼び、大腸の働きに重要な役割を果たしているため、便通の改善効果があると考えられます。

短鎖脂肪酸は文字通り酸性物質なので腸の中は弱酸性に傾きます。アルカリ性の環境を好む悪玉菌は増えにくくなります。悪玉菌は臭いガスの原因であるスカトールやインドールを作るので、腸が酸性に傾くと臭いオナラが出なくなります。

また、腸の表面に短鎖脂肪酸が触れると表面が赤みを帯びます。これは腸の粘膜の血のめぐりがよくなるためです。短鎖脂肪酸は腸の粘膜の増殖を促す働きもあります。また、粘膜からの粘液分泌を促す作用もあります。なんとなくイメージできるかもしれませんが、腸の表面はジメジメしています。これは表面から粘液が分泌されるためです。腸は皮膚のように乾燥しているわけではないのです。

このように、短鎖脂肪酸が腸の粘膜に働きかけることで、腸の活動が活発になると考えられます。善玉菌をたくさん摂ると便通が良くなるのは、善玉菌によって作られた短鎖脂肪酸の働きによるものです。

この一連の流れをさらに効果的にするためには、食物繊維をたくさん摂ることがお薦めです。特に水溶性食物繊維は善玉菌が活動するためのエネルギーとなります。

つまり、食物繊維をたくさん摂るのは、腸の中にいる善玉菌の働きを良くするため。発酵食品や整腸剤、サプリメントから善玉菌を体の中に取り込むのは、善玉菌の数を増やして、腸の中で発酵活動を活発にするためなのです。

整腸剤

ここからは善玉菌を薬にしたものである、整腸剤とその作用について説明します。

●ビオフェルミン

乳酸菌の研究は、先述した20世紀初頭のフランスのパスツール研究所で、ヨーグルト内に乳酸菌が入っていることが明らかされたことから始まります。このヨーグルトに含まれる乳酸菌製剤の効果に着目した、医師の山本治郎平先生が日本国内で乳酸菌製剤の開発を進めました。そしてヒトの腸内で増殖することができ、定着性に優れた乳酸菌としてフェーカリス菌を選び出したのです。フェーカリス菌を製剤化して様々な腸疾患に対して効果を検証したところ、有用であることが分かったため商品化されました。

これがビオフェルミンの始まりで、「ビオ」（バイオ）は生きた、「フェルミン」は発酵に由来した造語で、生きた乳酸菌製剤であることを表しています。

ビオフェルミン錠には3種類の生きた菌が含まれています。ビフィズス菌、フェーカリス菌、アシドフィルス菌です。生きた状態で小腸や大腸まで到達し、食物繊維を栄養として活動します。そして乳酸や酢酸、酪酸など短鎖脂肪酸を作り出します。その結果として整腸作用がもたらされます。

つまり整腸剤であるビオフェルミンはヨーグルトや味噌などの発酵食品に含まれる善玉菌だけを取り出したようなものです。ただし、これらの菌は腸内に定着しないため、一度服用したら終わりではなく、飲み続けることで効果があります。

ビオフェルミン錠は1錠あたり5.7円です。3割負担の人が1日3錠で1か月服用したら、1か月あたり170円程度ととても安いです。

●ラックビー

ラックビーも歴史の古い整腸剤で、1961年から販売されています。健康な母乳栄養児から分離されるビフィズス菌を製剤化するべく研究開発されました。開発された当時の菌の呼び名が「Lactobacillus bifidus」であったため、Lac-B（ラックビー）と名付けられました。

ラックビーもビフィズス菌の製剤なので、ビオフェルミンと同じように乳酸と酢酸を作り出します。これらも短鎖脂肪酸の効果として整腸作用があります。効能は腸炎や消化不良などの下痢、妊娠に伴う便秘や慢性便秘です。

ラックビーは1錠5・9円です。3割負担で1日3錠を1か月服用したら、1か月で180円ほどです。

●ミヤBM

ミヤBM錠は宮入菌という菌による整腸剤です。宮入菌とは、1933年に宮入近治博士が人の糞便の中から発見したクロストリジウム菌の一種で、腐敗にとても強いです。食中毒などに治療効果があることから、この菌が整腸剤として利用されるようになりました。

宮入菌の特長として芽胞形成することが挙げられます。芽胞とは硬い殻の構造物のようなものです。芽胞形成するために、人の胃酸にも耐えることができ、生きた状態で腸まで届きます。

宮入菌が作り出すのは酪酸《らくさん》です。酪酸は腸の粘膜（腸管上皮細胞）の主要なエネルギー源として利用されるので、腸の粘膜の新陳代謝を活発にします。さらに、水分や塩分の吸収を調節することや、抗炎症作用があることがラットによる動物実験で明らかになっています。

価格はビオフェルミンと同じ1錠あたり5・7円です。3割負担の人が1日3錠を1か月服用したら、1か月あたり170円程度です。

お薦めの整腸剤は?

どの整腸剤が良いのか気になると思いますが、食事療法や健康食品などと同じく効果は人それぞれ違うとしか言いようがありません。摂取したものが体に合うかどうかは試してみないと分からないものです。

全く効果のない人がいる一方、お腹の張りが良くなるなど、整腸剤を飲むことによって体調が良くなる人もいます。整腸剤のメリットは強い副作用が出ることはないこと、そして非常に安価であることです。興味があれば一度試してみてもよいかもしれません。

サプリメントも選択肢

乳酸菌やビフィズス菌の摂取に、市販のサプリメントはどうなのでしょうか。実は、多くのサプリメントは薬よりも多くの菌を含んでいます。

薬として処方する善玉菌、つまり整腸剤では、1錠に含まれる菌量はせいぜい1000万から1億個程度と考えられます。私の外来ではビフィズス菌のサプリメントを紹介しているのですが、1包で500億個、つまり整腸剤の約500倍という非常に多くのビフィズス菌を含んでいるのです。

これを考えると、整腸剤よりもサプリメントを服用した方が、善玉菌の恩恵を多く受けられると思います。しかし、実際に整腸剤やサプリメントを摂取した人の感想を聞いてみると、サプリメントに薬の５００倍もの効果があるかというと、そうでもなさそうです。

大腸の中にはそもそも１００兆もの腸内細菌がいると言われています。そこに整腸剤として1億個のビフィズス菌が投与されたとしても、大腸の菌量のわずか１００万分の1しかありません。そのような少量でお腹の症状が良くなる理由は分かっていないのです。

しかし、薬でもサプリメントでも、服用することでお腹の症状が楽になる人がいることは間違いありません。

理屈が不明なのはさておき、ビフィズス菌などのサプリメントを試してみることは良いかもしれません。問題は価格です。整腸剤は1錠が5〜10円程度です。1日6錠飲むとしても50円もかかりません。それに比べると、サプリメントはかなり高価で、1包１００円以上はします。長く続けるためには価格も重要です。サプリメントを使う時は、効果が本当に出ているのかよく確認しながら、まず1か月ほど試してみるのがよいと思います。

善玉菌で便秘は良くなる？

では、実際に善玉菌であるビフィズス菌や乳酸菌をたくさん摂取すると便秘はどのくらい良くなるのでしょうか？

便秘症の人を対象に、ビフィズス菌や乳酸菌を摂取した時に、便秘が改善するかどうかという研究は昔からされてきました。その結果を見てみると、善玉菌を摂ればすぐに便秘が良くなるとは言えなさそうです。ビフィズス菌や乳酸菌を摂取すると、排便の回数が増える、便の臭いが改善するなどの研究結果は確かに多いです。しかし、「善玉菌は便秘に良い」と断言しにくい理由がいくつかあります。

その理由のひとつはプラセボ（有効成分の入っていない偽薬。新薬の効果を示す試験で比較に使われる）との比較で優位に立っているものが少ないことです。善玉菌と便秘の研究の多くは、善玉菌の入ったサプリメントやヨーグルトを摂取する人達、同時に善玉菌を取り除いたサプリメントやヨーグルト（プラセボ）を摂取する人達を比較して効果を見ます。

こういった研究で大事なことは、サプリメントを処方する人も実際に摂取する人も、そのサプリメントが本物か偽物か分からないようにすることです。これを二重盲検（ダブルブラインド）と呼びます。「イワシの頭も信心から」とは、とるにたらないものでも信じる気持ちが強ければ尊いものに見えることを例えて言いますが、プラセボでも効果があると信じると、本当に効果が出るのです。お医者さんから「この薬は効きます」と言われて処方されるのと、「効くかどうかわからない」と言われた場合では、言うまでもなく前者に効果が表れやすくなります。プラセボ効果は侮れないため、二重盲検は非常に重要です。

さらに、研究対象者をいくつかのグループに分ける時は、研究者の意図が入らないようにする必要があります。高齢者ばかりのグループや、すでに便秘薬やビフィズス菌を日頃から摂取している人ばかりのグループなど、偏りのあるグループを意図的に作り出すと、研究結果を捻じ曲げることが可能になります。したがって、研究対象者はグループ間の条件を整えた上で、ランダムに振り分ける必要があります。

以上のようなランダム化、二重盲検試験などの段階を経た研究を行って初めて、本当にビフィズス菌や乳酸菌が便秘に効果があるのかを検証できます。しかしこのようにきちんとデザインされた研究は、手間や費用が多くかかるため、実は少ないです。そしてこのような研究では、善玉菌のサプリメントで便秘が改善したという研究報告と同じくらいかそれ以上に、サプリメントで便秘は改善しなかったという報告があります。

したがって、整腸剤やサプリメントだけでは便秘に対して劇的な効果は期待しにくい、しかし中には効果がある人もいる、くらいに考えておくのがよいと思います。次の事例のように、効果が表れる患者さんもいるので紹介します。

〈事例〉

小林さん（仮名、60歳代男性）は1年以上前から便通が不規則になりました。一番困るのは、夕方になるとオナラがたくさん出て、お腹が張ることです。排便は毎日あるのですが、便が硬くて出にくいこともつらい症状でした。病院で処方される薬は強過ぎないかと心配で、自分で市販薬を買って飲んでいました。

お腹の調子が良くないので、大腸内視鏡検査を受けたところポリープが見つかりました。ポリープは無事切除することができ、結果は良性でした。

しかし、お腹の不調は一向に良くならないため、便秘外来を受診することにしました。直腸指診で確認したところ、排便時のいきみ方は特に問題ありませんし、便が詰まっていることもありません。腹部レントゲン検査を行ったところ、お腹の中にはガスがたくさん溜まっていました。

小林さんが困っている症状はお腹の張りと硬い便でした。お腹の張りを良くするために、ビフィズス菌のサプリメントを摂取することを勧めました。小林さんはそのサプリメントを試しに飲むことにしました。計算するとビフィズス菌を1日に1000億個服用していることになります。

1か月後に外来を受診した時に調子を尋ねました。下剤は何も服用していないのですがお腹の張りは楽になり、便の出にくさも楽になっていました。調子は良いので、今後も善玉菌をたくさん摂るために、発酵食品などを積極的に摂ることを薦めて診察を終えました。

コラム8 腸内細菌（フローラ）検査で分かること

腸内細菌が人間の活動に与える影響の大きさが分かり始めてきて、テレビや雑誌でも「腸内フローラ」という言葉を目にすることが多くなりました。腸内フローラを調べられる医療機関も増えていますが、何が分かるのでしょうか。

腸内細菌は、花畑（フローラ）と例えられるように多種多様な菌で構成されています。そしてこの多様性こそが健康には重要であると考えられています。病気の腸は多様性が少なく、特定の菌種が増えていることが知られています。体に良い短鎖脂肪酸を作る善玉菌が多い方が良いのですが、腸の中の菌は多くは日和見菌です。日和見菌は周りの環境によって善くも悪くもなります。多様性がある方が良い働きをしてくれるのだと思います。

菌種もそれぞれ、便秘、下痢、肥満、痩せ型などに多いタイプがあるなど、徐々に明らかになってきています。これらの体質が、菌種が原因でそうなったのか、その逆なのか、「鶏が先か卵が先か」のような話で分かっていないことも多いのです。

ただ、動物実験で太ったマウスの腸内細菌を痩せたマウスに移植すると、マウスが太っていったということが分かっています。このため、菌種が原因である可能性もあります。

便秘の人に対して、健康な人の腸内細菌を注入すると便秘が良くなるのではないかという「便移植」の研究も進められています。

このように、腸内細菌の状態を調べることで、健康状態が分かるようになってきています。腸内フローラの乱れが様々な病気につながることが分かってきて、新しい研究結果が報告されています。近い将来には、腸内フローラ検査の結果によって、個人に最適化した食事療法や運動療法が指導できるようになると期待しています。

5-3 便秘の薬

便秘薬の使い方

便秘薬は使い始めるとやめられなくなるから、できるだけ使わないという人がいます。くせになってしまうから使いたくない、そもそも薬を使いたくないという人も多いです。それとは逆に、便が出ないとお腹がものすごくつらくなる、あるいは1日でも出ないととにかく不安だからという理由で、際限なく薬を使ってしまう人もいます。

ここでは便秘薬について正しく理解し、どのように向き合うべきかについて考えます。また、便秘に効果があると言われるお茶についても説明します。

便秘薬の作用

便秘薬の作用は大きく二つに分けられます。一つは便を軟らかくすること、もう一つは大腸の動きを刺激することです。

軟らかい便が大腸に流れると、大腸の蠕動運動が活発になります。水分をたくさん摂れば便が軟らかくなりそうですが、実はそれだけでは難しいです。体内で水分が十分に足りていると、余分な水分は尿として排泄されてしまいます。腸の水分を増やして便を軟らかくしようとしても、体の仕組みはそうはなっていないのです。

逆に水分が足りない場合は、便に含まれる水分が腸から吸収され水分不足を補おうとするため便が硬くなっていきます。そのため大腸の動きが悪くなり、便が出にくくなります。

便秘にならないようにするためには水分をたくさん摂るほうが良いのは間違いありません。水分不足で便秘になっている人は水分をたくさん摂ると良くなります。しかし、その他の原因で便秘になっている時は、水分を摂るだけでは便秘は良くなりません。

便秘を良くするために､腸へ水分を連れてきて便を軟らかくすることが必要です。便秘薬の多くは、様々な作用で腸に水分を運んできて便を軟らかくします。

一方、大腸の動きを刺激して便を出しやすくする薬のことを「刺激性下剤」と呼びます。大腸の動きが悪いと便が軟らかくなっても便が進んでいかないので、薬の力で蠕動運動を刺激して腸を動かすのです。

薬で強制的に刺激するので、蠕動運動が強いとお腹に痛みを感じることもあります。薬による蠕動刺激は、便が溜まっているかは関係ありません。便が溜まっていない場合は、お腹が痛いだけで便が出ないこともあります。

刺激性下剤を使うと便が大腸の中に留まる時間が短くなるため、便の水分が十分に吸収されずに排泄されることがあります。すると、下痢になってしまいます。

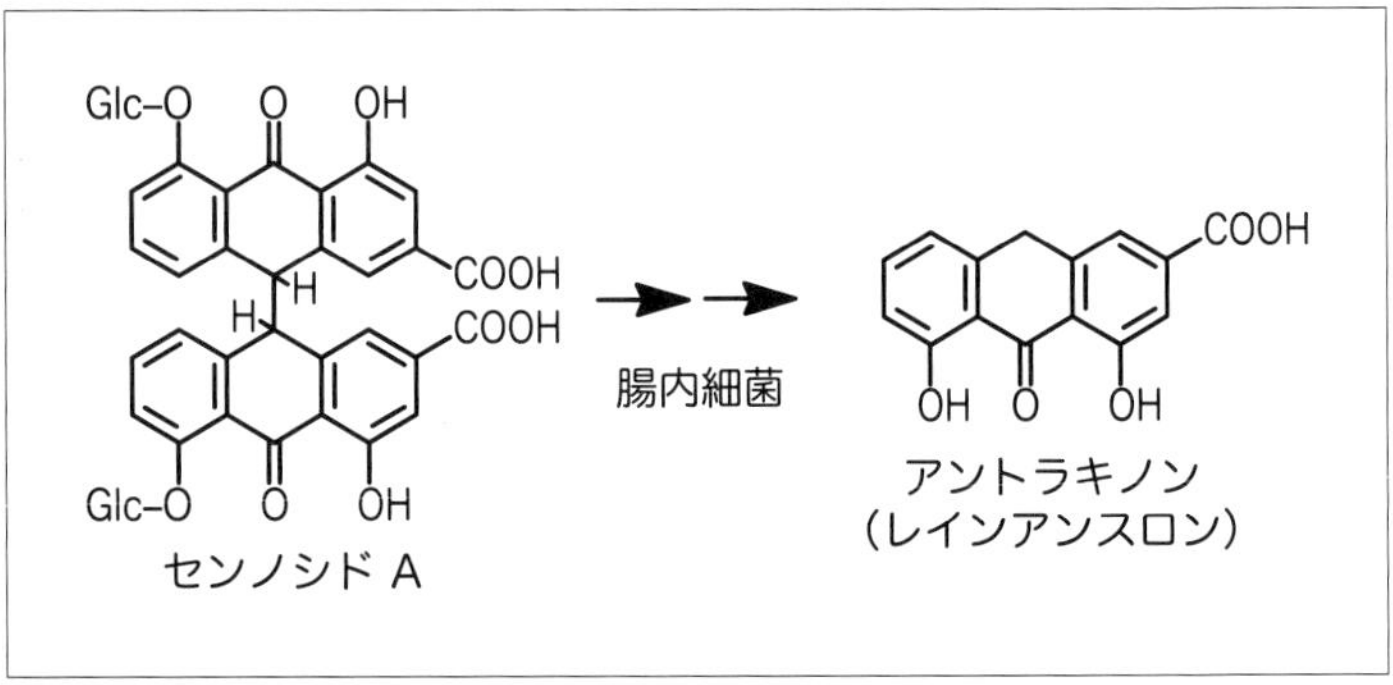

刺激性下剤の一例：アントラキノン誘導体であるセンノシドAが、
腸内細菌によってアントラキノン（レインアンスロン）に変わる

便秘の治療は、「すっきりと便が出る」ことがものすごく重要です。刺激性下剤は便を軟らかくするタイプの便秘薬と比べ、「すっきり」を感じやすく快適に便を出せることが多いです。このため、市販の便秘薬の多くには刺激性下剤の成分が入っています。気持ち良く便が出るのは素晴らしいですが、一つ大きな問題があります。それが次に説明する、「耐性」です。

耐性がつくと腸の動きが悪くなる

耐性とは、薬を飲んでいるうちに徐々に効果が薄れてくるため、飲み始めた当初と同じ効果を得るために量を増やさなければならなくなることをいいます。最初は1錠で効いたのに、だんだん効かなくなり2錠、3錠…と増えていきます。刺激性下剤は連用すると耐性がつきます。

ところで刺激性下剤はどのように効くのでしょうか。それは、刺激性下剤に含まれるアントラキノン誘導体と呼ばれる成分が関係します。ダイオウやセンナ、アロエなどに含まれるアントラキノン誘導体が、大腸の腸内細菌によって分解されて、アン

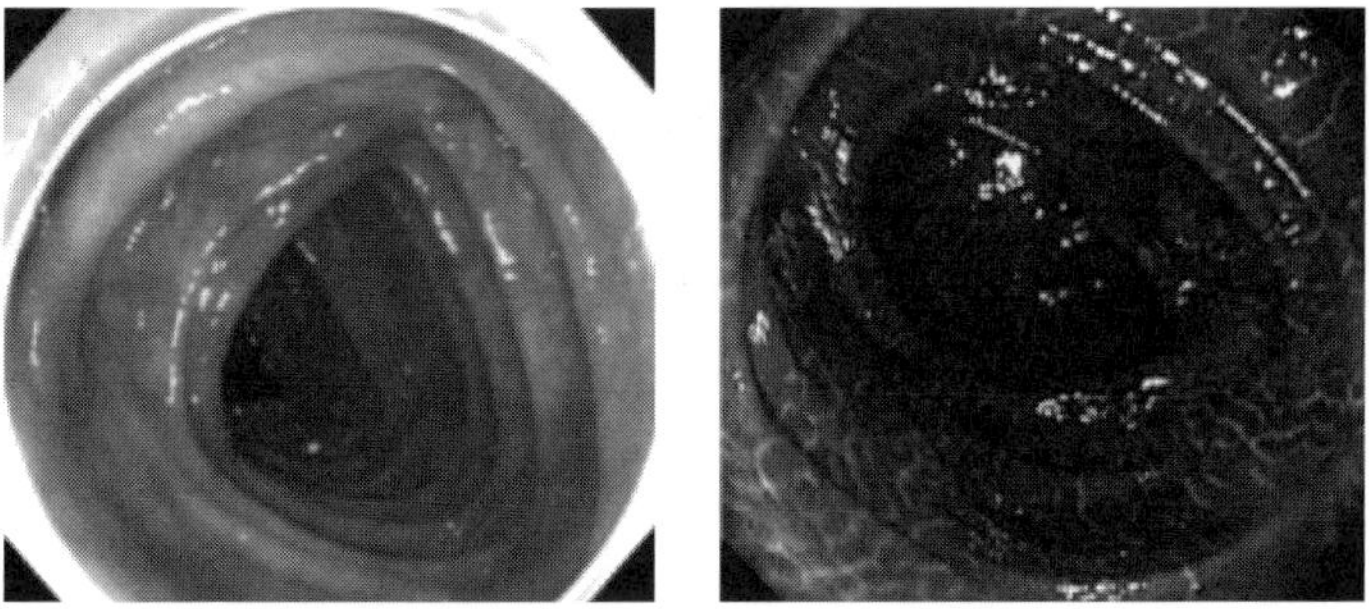

画像：左は正常な状態の大腸。右は長期間刺激性下剤を服用していたため、メラノーシスで真っ黒になった便秘患者の大腸）

トラキノンという物質に変わります。

アントラキノンは大腸の粘膜に吸収され、大腸の筋肉の間にある神経に働きかけて蠕動運動を刺激します。この蠕動運動によって便が速やかに肛門へ向かって運ばれ、また大腸の中に留まる時間が短くなるため、軟らかい便が出ることになります。

刺激性下剤を長期間使っていると、アントラキノンによる神経叢への働きかけが弱くなることから、薬を使っても腸が動きにくくなります。腸管の運動が弱くなり、腸がたるんで伸びたようになります。また、メラノーシスといって大腸の粘膜が黒く変色します。メラノーシスは腸の粘膜が壊死したものが、マクロファージという免疫を担当する細胞に取り込まれた結果生じます。メラノーシスは刺激性下剤を長期間、大量に服用した指標となります。

一時的にメラノーシスになったとしても、刺激性下剤を中止すると回復して、正常の粘膜に戻ります。しかし、長期間、大量に刺激性下剤を服用していると、メラノーシスは不可逆的になると言われています。

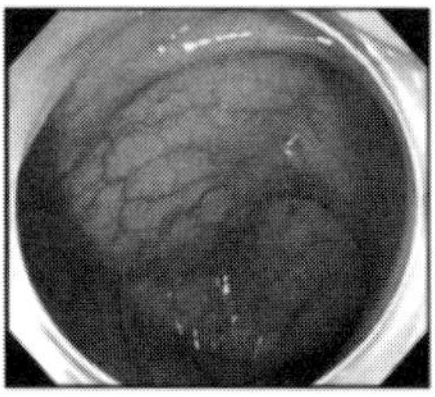
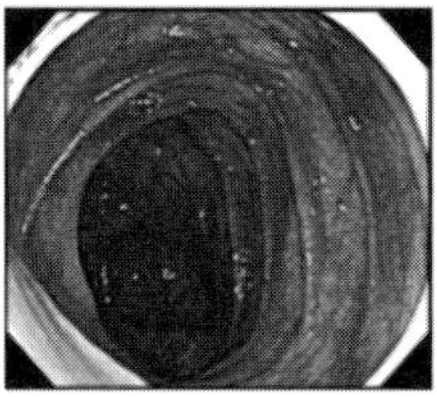
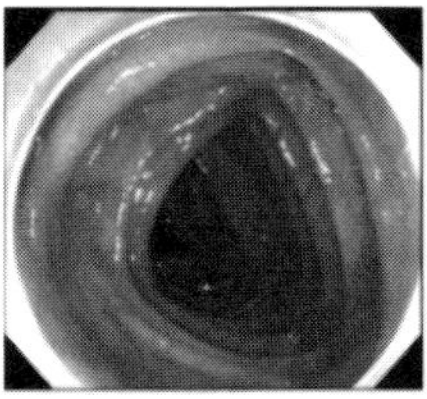

画像：５年間の経過で正常→メラノーシス→正常と変化した症例
メラノーシスを指摘したところ、ご本人が刺激性下剤の服用を全て中止し、回復した

便秘外来には市販の刺激性下剤（コーラックやビューラックなど）を毎日60錠も飲まないと便が出ないような人が受診します。少しでも刺激性下剤を減らすように薬を調整して頑張るのですが、なかなか減らすことができません。完全に耐性がついてしまうと、元通りに戻すのは非常に難しいのです。

ですから、耐性がつくような刺激性下剤は極力減らして、どうしても出ない時の頓服として、便刺激性下剤以外の薬を治療の基本とすることが大事です。

ここからは便秘の治療でよく使われる薬やお茶について説明します。便秘茶、市販の便秘薬、病院で処方する薬など、どれも一長一短があるので自分に合ったものを見付けて利用するようにしましょう。

便秘茶（便秘に効果があるお茶）に注意！

便秘対策としてお茶を試したことがありますか？　「便秘」「茶」のキーワードでインターネットを検索してみると便秘に効果のあるお茶がいくつも紹介されています。

こういったお茶の広告には「どっさり」「すっきり」「自然な」「するする」

「ぺったんこ」などの言葉が並び、スリムな女性のお腹の写真が添えられていたりします。

一見して、お茶を飲むことによって「自然な」便意で、便が「どっさり」「すっきり」出て、お腹が「ぺったんこ」になるとイメージできるようにサイトが作られていますが、販売メーカーは便通の改善を謳っているわけではありません。あくまで消費者である私たちが、「便秘が良くなるお茶なんだ」と感じるように広告サイトを作っているだけなのです。

お茶などのいわゆる健康食品では、便通改善の効能があると謳ってはいけないことが法律で定められています。病気の治療や予防に役立つものは「医薬品」であり、その認可や販売は法律によって厳しく制限されています。以前は薬事法と呼ばれた「医薬品、医療機器等の品質、有効性および安全性の確保等に関する法律（略称：医薬品医療機器等法）」によって、健康食品は医薬品と誤認されるような効能効果を表示、広告することができません。

健康食品は医薬品ではありません。このため、便秘茶（「便秘」「茶」で検索して出てくるお茶のことです）を販売するメーカーは、法律に触れない範囲で「当社の製品は便秘に効果があるよ！」とイメージできるような広告を出しているだけで「便秘を治す」とは一言も言っていません。メーカーに直接尋ねても、「便秘が治ります」とは決して言いません。

便秘茶のメリットは簡単に買えて手軽に利用できることでしょう。ドラッグスアでも買えますし、インターネット通販サイトでポチッとクリックするだけであっという間に手に入ります。

人工的に作られた薬に比べるとお茶は自然な食品なので、体に良さそうというイメージもあります。

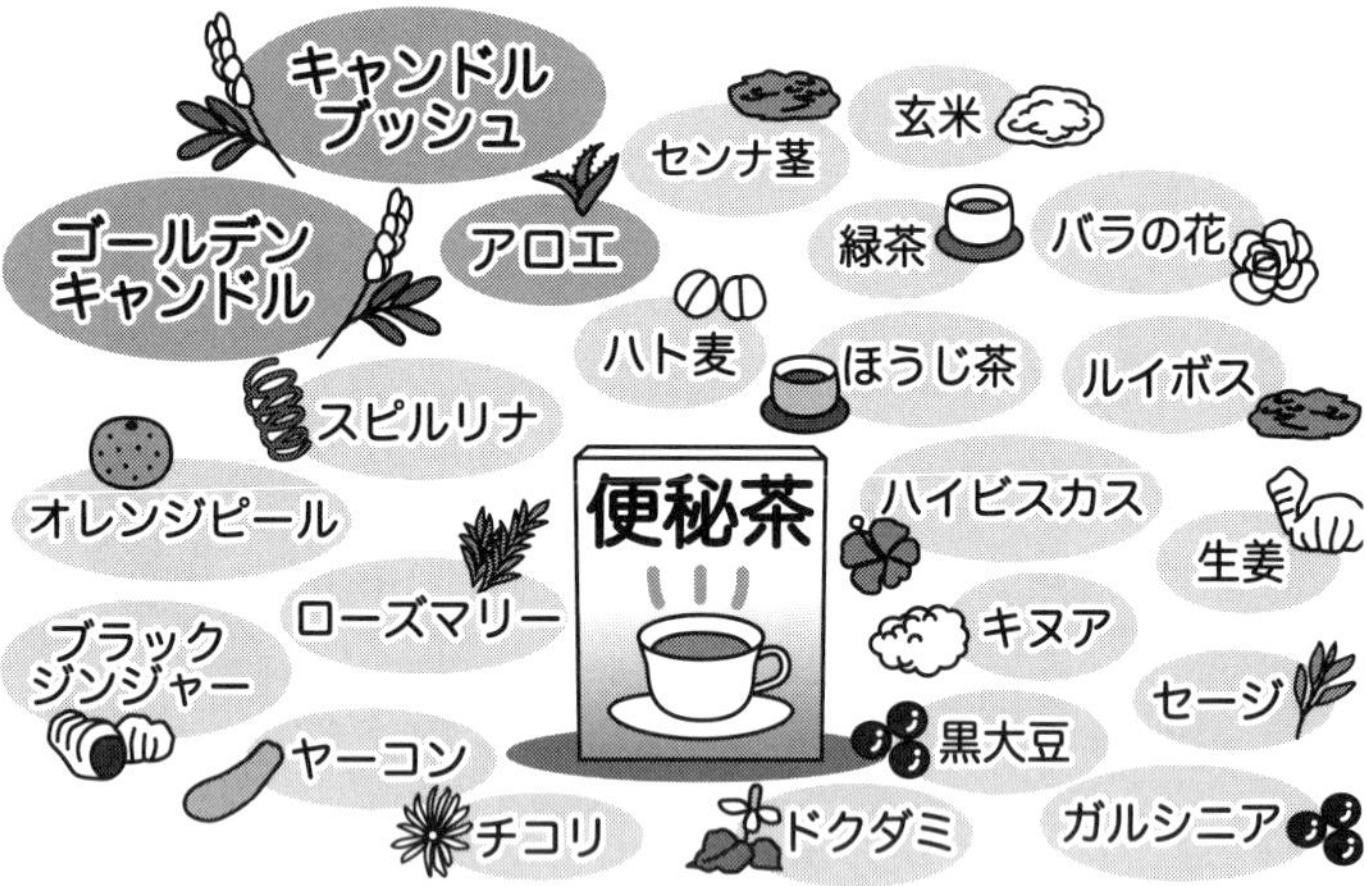
キャンドルブッシュ
玄米
センナ茎
ゴールデンキャンドル
アロエ
緑茶
バラの花
ハト麦
ほうじ茶
ルイボス
スピルリナ
便秘茶
オレンジピール
ハイビスカス
生姜
ローズマリー
キヌア
ブラックジンジャー
セージ
黒大豆
ヤーコン
チコリ
ドクダミ
ガルシニア

薬は続けて飲んでいると副作用が出たり、依存症になったりするかもしれないという不安があるかもしれません。それに比べるとお茶はなんだか安心して飲めそうです。このために抵抗感が少なく、薬は嫌だからお茶を飲んでいるという人が多いのです。

また、普段飲んでいるお茶を便秘茶に変えるだけなので、生活にも大きな影響がありません。味も美味しく作られているので、つらいけど頑張って飲もうというものでもありません。

量の調節も簡単です。便秘茶を濃く煮出すか、薄くするか、その日の調子や気分で自由に調整できます。飲む量は自分で加減できますから、少しだけ飲むことも可能ですし、それこそ普段飲むお茶の代わりにガブガブ飲むこともできます。

これらの理由で、便秘茶は利用する抵抗感がとても低く、「よし、とりあえず試してみよう」「効果がなければ違うことを考えよう」という使い方ができ、とても便利です。すっきり便を出したい、あるいは便を出してお腹をスリムにしたい人と思っている人には敷居が低くて手に取りやすいでしょう。

しかし、私は便秘茶の利用は、薬以上に気を付けた方がよいと考えています。なぜなら、多くの便秘茶には刺激性下剤の成分が含まれているからです。そうとは知らずに便秘茶を飲んでいる人が非常に多いのです。

便秘茶のサイトで表示されている、お茶に含まれる原材料を見てください。ごぼう、プーアル、ほうじ茶、麻の実、杜仲の葉、ハブ茶、オレンジピール、クコの実・・・とても多くのお茶の材料が入っていますね。20種類以上の材料が入っているものもあります。

この原材料の表示でまず注目してもらいたいことは、表示の順番です。原材料表示の順番は「食品表示法」という法律で、最も一般的な名称を用いて、使用した重量の割合の高い順に表示するように定められているのです。

食品表示法のことを踏まえた上で、便秘茶の原材料がどのような順番で並んでいるか確認してみましょう。大体は「ゴールデンキャンドル」や「キャンドルブッシュ」、「カッシアアラタ」が先頭にあります。つまり、これらの成分が一番たくさん含まれています（ゴールデンキャンドル、キャンドルブッシュ、カッシアアラタはすべて同じ成分なので、以下これらをまとめてゴールデンキャンドルとだけ書きます）。便秘茶を飲む時に一番注意しないといけないことは、ゴールデンキャンドル（キャンドルブッシュ、カッシアアラタ）は刺激性下剤の成分だということです。つまり飲み続けると耐性が生じます。

便秘茶のサイトにはゴールデンキャンドルが刺激性下剤の成分であることは一言も触れていません。その代わりに、東南アジアでは昔から美容と健康のために愛用されてきたというような歴史や、「すっきり」「もりもり」など良いイメージの言葉ばかり書かれています。

ゴールデンキャンドルは刺激性下剤の成分「センノシド」を含みます。お茶で飲む場合、どの程度のセンノシドが体の中に入ったか分かりません。このため、気付かない間に大量のセンノシドを摂取している可能性があります。「便秘薬は怖いから嫌だ、だからお茶の方が良さそう」「気軽に飲めるから」という理由で便秘茶を飲み続けた結果、耐性がついてしまうことがあるのです。耐性がつく前に便秘の治療を始めるのと、ついた後から治療を始めるのでは、治療の難しさに相当の差が生まれます。

便が出にくいときだけ頓用で便秘茶を使用する分には大きな問題は起こりません。刺激性下剤は屯用で利用する限りは効果抜群で、便秘で悩む人の強い味方になります。

しかし、便秘茶は気軽に飲める分、ついついたくさん飲んでしまいがちです。だからこそ、便秘茶はある意味で便秘薬よりも使い方に注意が必要だと考えているのです。

市販の便秘薬

市販の便秘薬とは街のドラッグストアやネットで購入できる便秘薬のことです。薬なのではっきりと便秘に対する効能効果を謳って販売されています。

市販薬も便秘茶と同じく気軽に買うことができます。わざわざ医師から処方箋を書いてもらう必要がありませんし、買うための許可も不要です。

市販薬も便秘茶と同じくメリット・デメリットがあります。市販薬が販売される仕組みについても触れながら、どういう問題があるのか説明します。

市販の便秘薬というとどんな薬を思い浮かべるでしょうか？「ピンクの小粒」コーラックや、ビューラック、スルーラック、タケダ漢方便秘薬などが思い浮かぶのではないでしょうか？　酸化マグネシウムも目にすることが増えてきました。

これらの薬は病院で処方する薬と同じような成分が入っています。それにも関わらず処方箋を必要とせずに買うことができます。それはこれらが国の決めた「一般用医薬品」というカテゴリーに含まれるからです。一般用医薬品はカウンター越し(Over The Counter) に買うことができることから、英語の頭文字をとって、OTC医薬品とも呼ばれます。処方箋なしに買うことができるという意味です。

一般用医薬品は「医薬品のうち、その効能および効果において人体に対する作用が著しくないものであって、薬剤師その他の医薬関係者から提供された情報に基づく需要者の選択により使用されることが目的とされているもの」と定義されています。情報提供の必要性に応じて要指導医薬品、第一類医薬品、第二類医薬品、第三類医薬品に分かれています。

要指導医薬品は薬剤師が対応し、書面での説明義務があります。そしてネット販売はできません。要指導医薬品としてなじみのある薬は抗アレルギー薬、つまり花粉症の薬です。

医薬品	要指導医薬品	一般医薬品		
		第１類医薬品	第２類医薬品	第３類医薬品
対応	薬剤師		薬剤師または販売登録者	
説明	対面で書面（義務）	書面（義務）	努力義務	規定なし
ネット販売	×	○		

図表：一般用医薬品の購入要件

病院で処方される薬と同成分の薬が市販薬として販売されることになったとき、ある種の薬は安全性等の販売後調査が一定期間必要とされます。花粉症の薬は副作用として眠たくなったり、口が渇いたりすることがあります。一般医薬品ではそのような作用は少ないのですが、販売されてから時間の経っていないものは慎重に販売するべきだということで、薬剤師の指導が必要です。

便秘薬は第二類医薬品または第三類医薬品に分類されています。販売時に対応するのは薬剤師である必要はなく、説明も義務ではありません。ネット販売も可能なので、誰でも気軽に買えます。

なぜ便秘薬が第二類（三類）に分類されているのでしょう？　それは副作用等によって、「日常生活に支障をきたすほどの健康被害を生じるおそれはあるが、特別な注意を要するものではない」と判断されているからです。

しかし、一般用医薬品の便秘薬は、もっと注意して取り扱わないといけないと私は考えています。なぜなら便秘茶の項目でも説明したように、よく効く便秘薬にはたいてい刺激性下剤の成分が含まれているからです。

一般用医薬品の便秘薬に含まれている刺激性下剤の成分は誰でも確認できます。商品に入っている取扱い文書、あるいは商品サイトで成分を確認できるからです。

多くの一般用医薬品の便秘薬には「センナ」「ダイオウ」あるいは「ビサコジル」という成分が入っています。センナとダイオウはセンノシドを含みます。つまり刺激性下剤ですね。ビサコジルはセンノシドとは異なるのですが、大腸の蠕動運動を直接刺激しますので、やはり刺激性下剤です。

刺激性下剤はよく効きます。毎日すっきり排便したいからと、刺激性下剤の成分が入っている薬を連用していると耐性がついてしまいます。薬の説明書を見ると、「大量に服用しないこと」と必ず注意書きされています。しかし、刺激性下剤の用法用量をきちんと守ることはかなり難しいです。なぜなら、大量に入った製品を気軽に買えるからです。例えばコーラックは３５０錠入りがあります。スルーラックは２４０錠、ビューラックはなんと４００錠入りがあります。タケダ漢方便秘薬も１８０錠入りが販売されています。

これらの薬は便秘の改善にとても効果がありますし、正しく使えば耐性がつくこともないでしょう。刺激性下剤は頓用で使う分には安全で、効果も絶大です。夜寝る前に飲んで朝すっきりと便が出る。このすっきり感は、この後で説明する便秘の新薬でも勝てないかもしれません。

しかし、毎日の排便をすっきりさせるために使い続けていると、最初は1錠や2錠で気持ちよく出ていたのが、徐々に効きにくくなっていきます。そうすると、良くないと分かっていても1錠が2錠、2錠が4錠…と飲む量が増えていくのです。刺激性下剤ですっきり感をもって排便できることが分かると、他の薬では満足できなくなってしまいます。

一般用医薬品としての便秘薬は「生薬を配合」「自然素材の漢方の力で」など安全であることをイメージさせるような言葉も並んでいますので、ついつい量が増えてしまうのかもしれません。

しかし、結局のところは刺激性下剤なので、耐性がつく可能性があります。そうなってから元に戻すのは本当に大変です。

病院で処方する便秘薬

病院で処方する薬は２０１２年以降、種類が大幅に増えました。新しく発売された薬はすべて刺激性のない薬なので、耐性は生じません。

便秘外来で処方する便秘薬の優先順位は、①耐性がつかない、②値段、③効果です。この原則に照らしつつ、患者さんと話し合いながら決めています。なぜ効果が最後かというと、便秘薬の効果は人によって全く違うので、どの薬に一番効果があるなどを予想しづらく、優劣をつけにくいからです。このため、値段や耐性の有無を優先します。

強い薬が欲しい、逆にあまり強くないのが良いなど、患者さんから言われることがあります。強い薬はよく効く薬、あまり強くない薬は耐性がつかず、かつお腹が痛くならない薬と解釈して処方内容を考えます。

刺激性下剤は耐性がつくから絶対使わないかというと、そんなことはありません。刺激性下剤を使うことによるすっきり感は、他の薬にはあまりない特長です。他の薬では効果がないので刺激性下剤がどうしても必要という人もいます。

原則として刺激性下剤は屯用での使用が望ましいことをしっかりと理解していただいて、必要な方には使用しています。

外来でよく使う便秘薬を一つずつ説明していきます。

●酸化マグネシウム

酸化マグネシウムは、日本では江戸時代にシーボルトが持ち込んだ「マグネシア」が最初とされています。１８２３年とされていますから、約２００年前ですね。

それ以来下剤として広く使われてきました。医薬品の規格、基準を決める日本薬局方《にほんやっきょくほう》にも初版である１８８６年から登録されています。おおよそ年間１０００万人が便秘薬として酸化マグネシウムを使用していると言われており、日本では最も多く使われる便秘薬です。

酸化マグネシウムは体に入ると胃酸や膵液と反応して炭酸マグネシウムに変わります。この炭酸マグネシウムの濃度が腸の中と外で異なることから、濃度差をなくそうと腸の外から中へ水分が入ってきます。

濃度差をなくそうと濃度が薄いところから濃いところへ水分が移動することを浸透圧といいます。浸透圧の例としてステーキを考えてみましょう。美味しく食べるために、ステーキは焼く直前に塩を振ります（こしょうは浸透圧と関係ありません）。塩を振ったら、そのまま放置しないですぐに焼くと思います。これは、そのままにしておくと塩分濃度による浸透圧のため、肉の水分、すなわち肉汁が肉の外へ出てしまいパサパサになってしまうからです。

酸化マグネシウムは浸透圧を利用した便秘薬なので、浸透圧下剤とも言われます。他に、大腸内視鏡検査の時に使う便秘薬であるマグコロールも浸透圧下剤です。こちらは内視鏡検査の前処置としての使用のみ認められています。

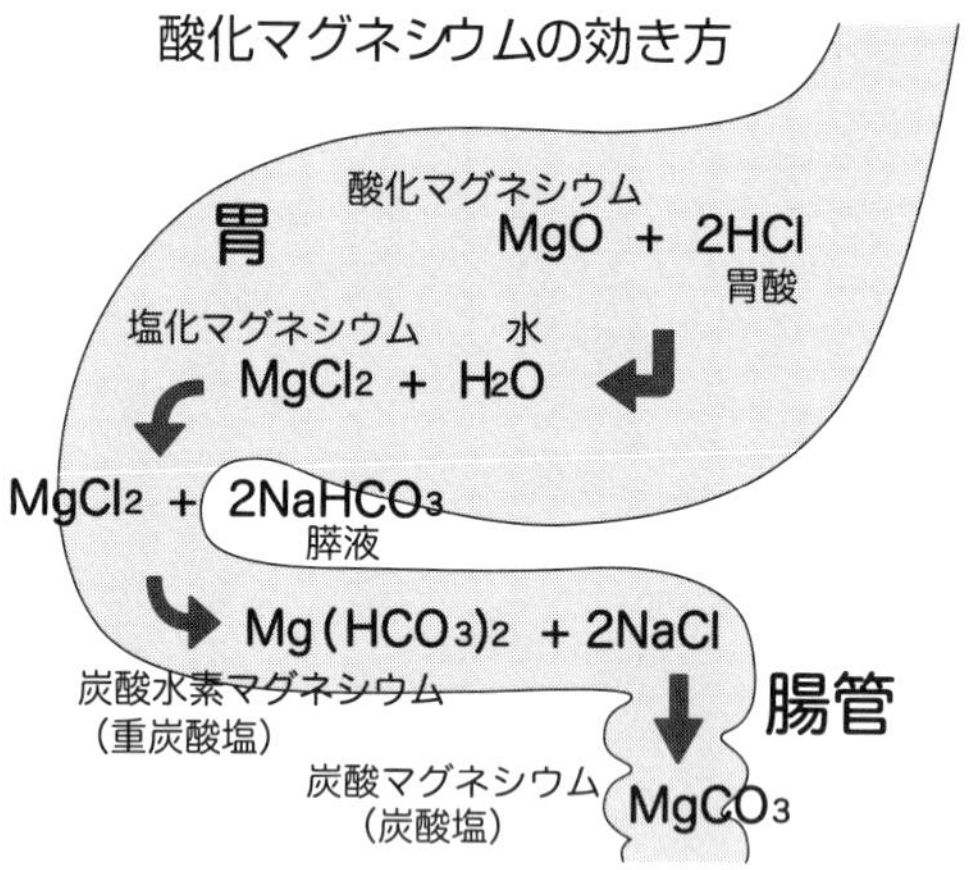

酸化マグネシウムの使用上の注意として、胃酸を抑える薬を飲んでいると効果が弱くなります。酸化マグネシウムは胃酸と反応して、塩化マグネシウムに変化します。胃酸が薄いと、この反応が起こりにくくなるので、効果が薄れてしまいます。

酸化マグネシウムの良いところは、効果が緩やかなことです。お腹が痛くなる、我慢できないくらいの便意が突然生じて失禁してしまうということは滅多にありません。大きな副作用もないので、昔から「便秘といえば」酸化マグネシウムというくらいよく使われてきました。酸化マグネシウムを処方したことがない医師はいないのではないかというくらい、医療機関ではよく使われている薬です。よくある製剤は３３０mgのもので、これだと1日6錠まで服用することができます。1日3回、朝昼晩と1錠ずつ服用するのがよくある使い方ですが、夜だけ2錠などでも問題ありません。通じが緩くなって出やすくなるというのが平均的な効果です。

大きな副作用がないと言いましたが、実は最近酸化マグネシウムの副作用が注目されました。「高マグネシウム血症」と言って、血液中のマグネシウム濃度が高くなることがあるのです。重篤な場合に死亡することもあると報告されました。そのため、酸化マグネシウムは止めた方がよいと、極端な方針をとるようになった医師もいるくらいです。

死亡症例があるというのはただ事ではありませんので、実際どの程度の副作用が発生するのかを調べてみました。厚生労働省の調査では、２０１２年から２０１５年の間に酸化マグネシウムによる高マグネシウム血症が29例（うち死亡４例）報告されています。このうち19例（うち死亡１例）は酸化マグネシウムとの因果関係が否定できない症例と報告されています。

２０１３年の1年間で推定約１０００万人が酸化マグネシウムを使用したと考えられます。２０１２年から２０１５年の調査期間中は推定で約４０００万人が酸化マグネシウムを使用しており、酸化マグネシウムが原因で亡くなった可能性があるのは1人ということになります。つまり４０００万分の1で死亡する可能性があるということになります。死亡に至らなくても、もう少し高い確率で嘔吐や徐脈、筋力低下、傾眠といった副作用が出るかもしれません。

「４０００万分の1でも死亡するのは危ない」という意見もあるでしょう。確かにその通りです。

しかし、私が疑問に思うのは、一方では酸化マグネシウムは一般用医薬品、それも第三類一般用医薬品として販売されていることとの整合性はどうなのか、ということです。

第三類医薬品は購入時に薬剤師等から説明を受ける必要がなく、ネットでも買えます。そんな薬が、病院で診察を受けた途端に医師から「危ない」と言われることに違和感があります。

高マグネシウム血症の症状とされる、眠気やだるさ、筋力低下などの自覚症状は意識しながら、必要に応じて血液中のマグネシウム濃度を確認しておくのがよいでしょう。適切に使えば酸化マグネシウムは素晴らしい薬です。

私は便秘外来を始める前から今でも、多くの方に酸化マグネシウムを処方しています。今まで重篤な合併症が起こった人は一人もいません。これからも酸化マグネシウムを処方していくと思います。

酸化マグネシウムの良い点は、価格面のメリットもあります。とにかく安く、1日の最大用量は2gですが、毎日服用しても、1か月あたりの薬代は300円（3割負担の場合、薬価のみ）にしかなりません。これから挙げる、便秘薬の新薬でこれほど安い薬はありません。そういった意味でも非常に使いやすい便秘薬が酸化マグネシウムです。

●アミティーザ

アミティーザは2012年に、30年ぶりの便秘薬の新薬として登場した薬です。アミティーザ発売前は、便秘薬は酸化マグネシウムか刺激性下剤くらいの選択肢しかなかったので、アミティーザの発売は画期的でした。

アミティーザも酸化マグネシウム同様、水分を腸の中に呼び込む薬です。酸化マグネシウムは浸透圧を利用しますが、アミティーザは異なります。アミティーザは小腸表面の粘膜に作用して、水分が腸の外から中に染み出すように誘導します。

アミティーザによって水分を多く含んだ便が大腸に流れることによって自然な排便を促します。つまり刺激性下剤ではありません。刺激性下剤でない下剤のレパートリーが増えたことは本当に有り難いことです。

用量は1カプセル12 μgと24 μgがあり、最大量は1日48 μgまでです。12 μgのカプセルだと1～4カプセルと4段階で調節できるのも良いところです。朝と夜に服用して、だいたい6～12時間ほどで効果が出ます。

副作用で問題になりやすいのは嘔気で、特に若い女性に出現しやすいです。若い人だと2～3割で嘔気の副作用が出るため続けられません。また、妊娠中の使用も禁止されています。ですからアミティーザは高齢者の便秘に使いやすい薬です。

値段は3割負担の場合、最大量を1か月服用すると約２２００円です。

〈事例〉

斉藤さん（仮名、60歳代男性）は以前から糖尿病を患っています。15年以上前から便秘に悩まされており、薬を飲まないと便が出ません。刺激性下剤であるプルゼニドやアローゼンを飲むと便は出るのですが、飲まないと全く出ません。その他にも酸化マグネシウムやラキソベロンを使用しましたが効果は芳しくありませんでした。座薬や浣腸を使っても便が出にくいため、便秘外来を紹介されました。

便秘外来を受診した当初は4日に1回のペースでラキソベロンを23滴（多量）、それに加えてプルゼニドやアローゼンを服用していました。刺激性下剤を大量に使ってなんとか排便できる状態です。

便秘外来では刺激性下剤を中止することを目標として、アミティーザを新たに処方しました。アミティーザと酸化マグネシウムを治療のベースとして、刺激性下剤は頓用で飲んでもらうよう説明しました。

アミティーザは斉藤さんの体に合っていました。アミティーザによって便が出やすくなり、出にくかったオナラも出やすくなりました。ただ、便が出なくなったら不安という気持ちが払拭しきれないため、ラキソベロンを完全に中止することはできていません。他の刺激性下剤は全て中止できたので、今後はラキソベロンを徐々に減らし、最終的に刺激性下剤を無くすことが目標です。

アミティーザの苦い思い出

〈事例〉

山崎さん（仮名、40歳代女性）は以前から便秘で悩んでおり、市販薬を使っていましたが、なかなかよくなりません。

便秘外来でお話を聞いたところ、刺激性下剤は使いたくないけど酸化マグネシウムでは効果がもう一つとのことでした。食事も工夫していますが、便秘は良くならないので、いつもお腹が気持ち悪いです。

薬剤治療を希望されたので、アミティーザを処方することにしました。副作用として気持ち悪くなることがあると説明しました。

山崎さんは仕事をしているので、私としては「頻繁に通院しなくていいように」気遣ったつもりでアミティーザを30日分処方しました。すると数日後にご本人から病院へ連絡がありました。「嘔気が出て飲めない、飲めない薬を大量に処方されて非常に困る」とお怒りのようです。

これは私が便秘外来を開始した当初に経験した非常に苦い思い出です。仕事を持っている患者さんにとって、頻繁の外来通院は本人の負担になるだろうという気持ちから30日分処方したのですが、それがよくありませんでした。

この一件以来、アミティーザ以外の薬でも新しく使用する薬は最大で２週間分までの処方を原則としています。効果がない薬、副作用で飲めないかもしれない薬を大量に処方するのは、経済的にも問題です。何より患者さんとの信頼関係を損なってしまうため、何も良いことがないと痛感しました。

●リンゼス

リンゼスは2017年に発売された便秘薬で、アミティーザと同じく腸管の粘膜に作用し水分を腸の中に呼び込む薬です。つまり刺激性下剤ではありません。腸の痛みに対する知覚を軽減する効果もあるため、腹痛や腹部不快感があるタイプの便秘に適しています。

飲み方は1日1回食前に服用です。効果は大体3時間くらいで出ます。仕事をしている方は朝服用すると昼前に便意が出るかもしれないので、仕事後の夜に飲む方が良いかもしれません。

「食前に服用」というのは意識していないと難しいので、つい飲み忘れてしまう方が多いようです。実際は食後に服用しても大きな問題はないのですが、下痢になったり、効果にばらつきが出たりするため食前に服用することになっています。食後に飲んではダメというわけではありません。

リンゼスの問題点として効き過ぎることがあります。つまりひどい下痢になる、ということです。便秘症の人は「下痢になれるのならなってみたい」と思うかもしれません。しかし、リンゼスの副作用の下痢は水様性で、突然くることがあります。服用量を減らしても下痢が治まらない人もいます。便失禁も大変ですから調整が難しいです。

値段は最大量の1日2錠服用、3割負担で1か月約1600円です。刺激性下剤ではない便秘薬の中では酸化マグネシウムに次ぐ安価なので、早い段階で処方することが多いです。

〈事例〉

清水さん（仮名、60歳代女性）は2～3日に1回排便はあるものの、常に腹部膨満感があり苦しい思いをしていました。便秘外来を受診する以前に、酸化マグネシウム、アミティーザ、ラキソベロン、そしてアローゼンなどの刺激性下剤を試しましたが、効果はありませんでした。以前はあまりに苦しくて自宅近くのクリニックを救急受診したことがあり、そこで指を使って便をかき出す摘便処置を受けました。摘便で便は出たのですが、とても嫌だったそうです。羞恥心から摘便処置は受けたくないとずっと思い悩んでいました。

便秘外来を受診され、リンゼスを処方しました。今までに使っていた薬と違ってリンゼスだとスムーズに便が出るようになったことに加え「これで摘便は受けなくて良い」と、とても喜ばれ、感極まって泣きながら感謝の言葉を伝えられました。それだけつらい思いをされていたのでしょう。

医師であれば誰でも薬を処方できます。しかし、その薬を処方したことがない、効果が分からない、そもそも薬の存在を知らないなどの理由で、複数の便秘薬を使い分けられない医師も中にはいます。そのため、十分な処方を受けたことがないまま便秘外来を受診する人が多くいます。少し薬を調整するだけで排便がスムーズになる人も中にはいるのです。

●グーフィス

グーフィスは他の薬とは効くメカニズムが全く異なります。水分を腸の中に呼び込むわけではないのです。グーフィスは胆汁酸トランスポーター阻害剤というもので、胆汁の吸収を調節する薬です。

胆汁は肝臓で作られる消化液の一種です。肝臓で作られた胆汁は、胆嚢で蓄えられ濃縮されます。私たちが食事を食べると、食事の中に含まれる脂肪成分が十二指腸を通過したときに、胆嚢が絞られて胆汁が十二指腸に流れ込みます。胆汁は脂肪成分と混ざり合い、脂肪の吸収を助けます。これが胆汁の役割です。胆汁は十二指腸から小腸、大腸と流れてゆき、一部は便と一緒に出ていきます。実は胆汁に含まれる色素の色が便の茶色を作っているのです。胆汁が大腸に流れていくと、大腸の蠕動運動が活発になります。胆汁は人間の体の中で作られた自然の下剤のようなものです。

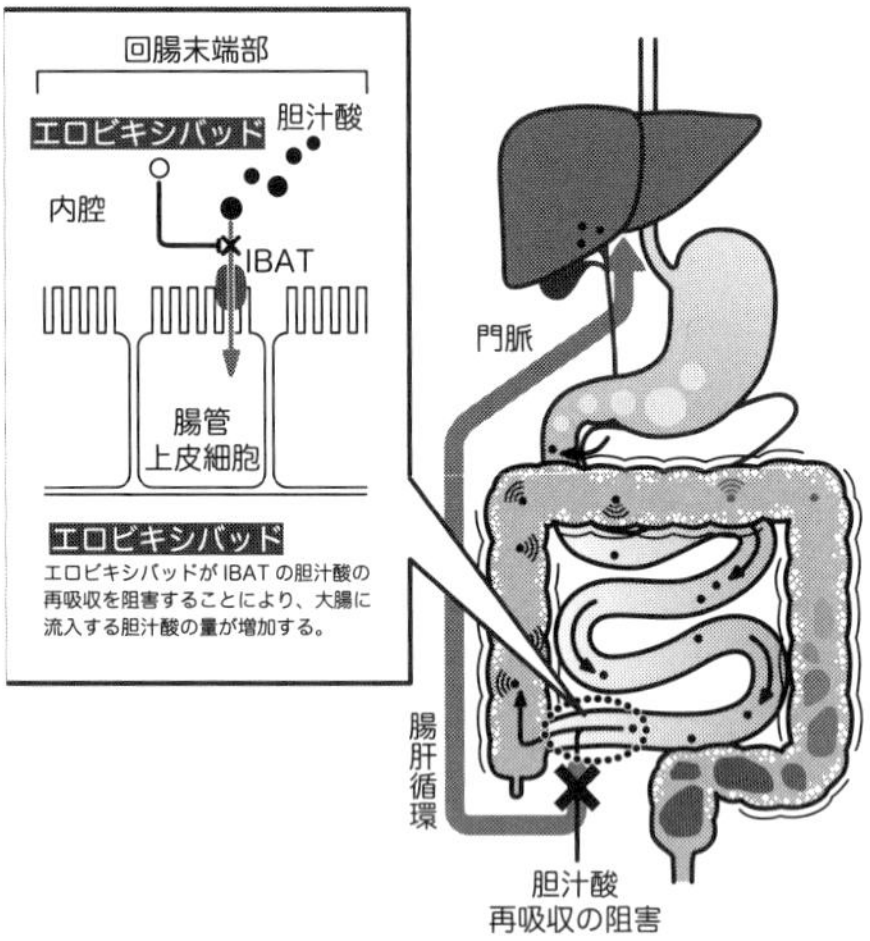

出典：EA ファーマ株式会社 HP より

　通常、胆汁は大部分が小腸から吸収されて、再び肝臓に戻っていきます。体の中を、肝臓→胆嚢→十二指腸→小腸→血液中→肝臓…と循環しているのです。この循環の過程で、小腸で胆汁が吸収されるのを抑えるのがグーフィスの働きです。グーフィスの作用で小腸での胆汁吸収が少なくなり、大腸へ流れる胆汁が増えます。すると大腸の蠕動運動が活発になり便が出やすくなります。

　グーフィスは食前に飲みます。胆汁がしっかり流れているときにグーフィスの効果が最大限出るようにするためです。薬が効き始める頃に、食事の刺激で胆汁が腸の中に一番たくさん出てくるので、最大の効果が期待できます。効果が出るまでの時間は平均で5時間程度です。朝食前に飲むと昼頃に効果が出てきます。

グーフィスの副作用として一番問題になるのは腹痛で、約2割の人に起こります。

用量は1日3錠までです。最初は2錠から開始して、効果がなければ3錠、効き過ぎれば1錠に減らすのがよいでしょう。値段は毎日3錠服用した場合、3割負担で約２９００円です。

〈事例〉

阿部さん（仮名、女性80歳代）は高校生の頃から便秘で、60年以上悩んできました。食事に気を付け、薬を試したりもしましたが、すっきり出ませんでした。以前にアミティーザやリンゼス、酸化マグネシウムなども処方されましたが、効果はもう一つだったということでした。

便秘外来を受診されたので、これまでに使ったことがないグーフィスを試してもらいました。するとすぐに効果が現れました。ただし、グーフィスだけでは便が硬いことがあるため、酸化マグネシウムも組み合わせて使ってもらっています。酸化マグネシウムだけでは便通は良くならないのですが、グーフィスを組み合わせて服用することで順調に出るようになりました。

グーフィスの服用を基本として、その時々の排便の調子で酸化マグネシウムを追加して調子良く過ごしています。

●モビコール

モビコールは2018年11月に発売されました。効果は酸化マグネシウムやアミティーザ、リンゼスと同じく、大腸に水分を運ぶタイプのものです。これらの薬は大腸に水を運ぶメカニズムがそれぞれで違っています。

モビコールの主な成分はポリエチレングリコールで、胃や小腸で吸収されることなく、水分とともに大腸へ流れていきます。また、塩分などのミネラルが体内の濃度と近くなるように調整されており、これらのミネラルの浸透圧の差によって、体の中の水分が腸に入ってしまうことがありません。したがって、脱水になる心配もないのです。つまり、モビコールは他の薬とは異なり、体の中から水分を引っ張ってくる薬ではありません。口から飲んだ水分をそのまま大腸まで運んでくれるのです。

この特性から、モビコールは心臓や腎臓に病気がある人でも服用することができます。小児（2歳以上）でも服用可能で、安全性が非常に高い薬です。

飲み方は粉末状のモビコール製剤1包を液体60 ml以上に溶かして服用します。溶かす液体は水でなくても大丈夫で、お茶や清涼飲料水、味噌汁などに混ぜても構いません。最大で1日6包まで服用できます。

モビコールは薬の効き方に特徴があり、効果が出るまでに時間がかかります。服用を始めて2日ほど経ってから効き始めますが、中には1週間以上かかる人もいます。効かないと思ってもまずは2週間服用してみるのがよいでしょう。1日に2包程度を2、3日だけ試して「効果がない」と言われる人が時々いますが、その程度の服用量だと薬の効果を判定できません。最低１週間は服用してから判断しましょう。

便秘薬の効果としてはとても強く、他の薬では効果が出なくてもモビコールなら便が出やすいという人が多くいます。だからといって、失禁するほど我慢できない強い便意や、水様便になって下痢を起こす人はほとんどいません。安全性が高く、効果もしっかりとあり、かつ刺激性下剤ではないので長期間の使用も大丈夫です。

実はアメリカではモビコールの成分（ポリエチレングリコール）の便秘薬が便秘治療の第一選択薬として昔から使われてきているのです。しかも、アメリカでは街の薬局で処方箋なしに購入することが可能で、MiraLAXという販売名です。

効果抜群のモビコールですが、いくつか問題点があります。少し脂っぽい感じと塩味がするので、苦手な人は継続して飲むことに苦痛を感じます。また粉を液体に溶かす用法なので、少々面倒です。効果が出るまでに時間がかかることも問題で、便が出にくい時だけ頓用で飲むという使い方には適していません。

もうひとつの問題は価格です。最大量の１日６包を毎日続けた場合、３割負担の方で１ヵ月に約４５００円かかります。これは他の薬剤と比べて一番高いです。価格が高いことは医療経済的に大きな問題です。

３割負担の場合、本人負担以外の７割は健康保険からの負担、つまり国民が負担しているわけです。

他の薬剤（酸化マグネシウムや刺激性下剤）で効果がない場合に使うこと、という留意事項が厚生労働省から通知されています。これはアミティーザやリンゼス、グーフィスも同じです。

ただ、毎日刺激性下剤を使うのは患者さんの体にとって望ましくありませんので、酸化マグネシウムを使って効果が出ない便秘には、アミティーザやリンゼス、グーフィス、そしてモビコールの使用を考えるという方針が良いと思います。

〈事例〉

森さん（仮名、60歳代男性）は約5年前、お母様が亡くなられた頃から調子を崩して便秘に悩んでいました。他の病院で酸化マグネシウムやリンゼス、ラキソベロン、アローゼンといった薬を処方されましたが、便はあまり出ていませんでした。3日も経つと便がカチカチになり、詰まってしまうので出すのが大変だったそうです。そのため、便が出ないことに対する恐怖を常に抱えながら生活していました。精神的な変化、退職による生活リズムの変化、そして加齢による筋力の変化も便秘症を引き起こした原因と考えられます。

便秘外来に来られた時には、表情が暗くうつむきがちで、明らかに抑うつ状態でした。速やかに便秘の改善をはかるため、薬剤を変更することにしました。

1週間毎に通院してもらい薬が効いたか確認しました。これまでに使ったことがない、アミティーザ、グーフィス、漢方薬の麻子仁丸を試してもらいましたが、いま一つすっきりしません。そのため、精神的な動揺も強く、落ち着いて生活できていませんでした。

初回受診から1か月目でモビコールを処方しました。飲みにくいことと値段が高いデメリットは分かっていましたが、他の薬でうまくいかなかったこと、人によって強い効果があるというメリットと比べ、後者が勝ると判断したためです。

結果的に、森さんには抜群に効きました。飲み始めて5日目には、3年ぶりに自然な便意で排便ができたと大変喜ばれていました。モビコールは最大6包まで飲めますが、だいたい4～5包で調節できています。他の薬は全て不要になり、モビコールだけで十分になりました。

最初に受診されたときは、完全にうつ状態でしたが、今は表情にも笑顔が見られ、安心して生活ができるようになりました。

●ラグノスNFゼリー

ラグノスＮＦゼリーにはラクツロースというオリゴ糖が入っています。ラクツロースは、肝硬変に合併する高アンモニア血症による精神神経障害や、産婦人科術後の排ガス、排便の促進を目的として使用することが認められていました。それが２０１８年9月から慢性便秘症に対しても使用可能となり、ラグノスＮＦゼリーとして発売されています。

ラクツロースの内容はオリゴ糖です。オリゴ糖は体内でほとんど消化、吸収されません。そして大腸まで流れていくと、腸内細菌の働きによって分解されます。腸内細菌がオリゴ糖を分解する際に有益な酸（乳酸や酪酸といった短鎖脂肪酸）が生成されます。これらの酸は腸管の蠕動運動を促してくれることから便通を改善します。

また、オリゴ糖は腸から吸収されず腸の外にはほとんど存在しないので、浸透圧が生じます。腸の中と外でのオリゴ糖の濃度差を薄めようとして、浸透圧性に腸の外から中へ向かって水分が移動します。これによってラグノスＮＦゼリーは浸透圧性下剤の働きもします。

オリゴ糖は糖質の一種なので、甘くて飲みやすいのが特長です。またラグノスＮＦゼリーはスティックに入ったゼリー製剤なので、服用するストレスはほとんどありません。最大1日4包までで朝夕2回の服用が標準的な用法です。

問題点としては、オリゴ糖が腸内細菌で分解されるときに、様々なガスも生成されます。ガスが多くなるとお腹が張るので、便秘によってお腹の張りが強くなる人にはあまり薦められません。また、便秘薬としての効果は緩やかです。

価格は3割負担の人で1か月2600円ほどと、他の薬と比べて安いわけでもないので、酸化マグネシウムが無効の時に使う他の薬剤（アミティーザ、リンゼス、グーフィス、モビコール）と、どのように組み合わせるか、どの順番で使っていくかが難しい、というのが個人的な感想です。そういう意味では活躍する場所を見つけづらいのですが、味、剤形的に飲みやすいので、好んで服用される人もいます。

〈事例〉

池田さん（仮名、60歳代女性）は若い頃から便秘だったのですが、20年ほど前に知り合いから紹介された、便秘に効果があるという煎じ茶を飲み始めました。おそらく刺激性下剤の成分が入っていたのでしょう、便は出やすくなりましたが徐々に効果が薄れてきました。市販薬を自分で選んで飲んでいましたが、このままで大丈夫なのかと不安になり、便秘外来を受診することにしました。

聞き取りによると飲んでいた市販薬は全て刺激性下剤だったため、池田さんと相談して、なるべく刺激性下剤は使わないという方針で治療を開始しました。

いくつか薬を使用したところ、モビコールが一番効果的でした。ただ、それだけだと出にくい症状が残っています。酸化マグネシウムとモビコールを組み合わせてみましたが、今度は緩くなり過ぎました。また、モビコールは旅行など外出する時には使いにくいこともあり、飲みやすい薬を希望されました。そこでラグノスＮＦゼリーを試してもらうことにしました。すると明らかに便が出やすくなったので、モビコールとラグノスＮＦゼリーを併用して便秘のコントロールをしています。「便が出やすくなり生活がしやすくなった」と喜んでいただきました。

●ラキソベロン

ピコスルファートナトリウム水和物という成分が下剤効果を発揮します。ピコスルファートナトリウム水和物は大腸までそのままの形で到達し、大腸の腸内細菌によって分解されます。分解された物質が腸管の蠕動運動を促したり、腸管内の水分を吸収するのを防いで軟らかい便が出るようにしたりします。

効果が出るまでに8時間ほどかかりますので、寝る前に服用することが多いです。

ラキソベロンの最大の特長は用量を調節しやすいということです。小さな容器に入っている液体の薬で、水に必要な分量を滴下して服用します。通常は10滴（約1ml）くらいから開始します。効き過ぎる場合は8滴や5滴など、自分のお好みの量で飲むことができます。用量を調節しやすいことがメリットなのですが、デメリットにもなります。

ラキソベロンは刺激性下剤の一種なので、長い間使っていると徐々に効きづらくなることがあります。効果がなくなると量を増やしたくなるのが人情で、良くないと思いつつ15滴、20滴と量を増やしがちです。1回で1本使っているというような人も稀にいます。しかし刺激性下剤なので、あくまでも頓用での使用がお勧めです。

値段は3割負担で10ml入りボトルが70円ほどです。

●プルゼニド／アローゼン

プルゼニドやアローゼンはセンノシドという刺激性下剤の成分を含む便秘薬です。プルゼニドはセンノシドを化学的に抽出した薬です。アローゼンはセンノシドを含む植物であるセンナの実と葉を主成分としています。プルゼニドは錠剤でアローゼンは顆粒です。

両者に共通するのは、刺激性下剤であるセンノシドそのものが主な成分だということです。センノシドが大腸まで到達すると、大腸の腸内細菌がセンノシドをレインアンスロンという物質に変化させます。これが腸管の蠕動運動を刺激し、排便を促します。

センノシドは効果が出るまでに8時間から10時間かかるので、夜寝る前に飲みます。そうすると翌朝に薬が効いて、腸管の蠕動運動が刺激されます。刺激が強過ぎて腹痛を起こす人も中にはいます。

センノシドによる下剤効果は強いです。しかもすっきり感をもって排便出来ることが多いです。便秘薬の満足感が全く異なってくるので、センノシドによるすっきり感は、便秘の人にはとてもありがたい効果です。

そして値段も安いです。プルゼニドの最大量である4錠を毎日飲んでも1か月２００円程度ですし、アローゼンは最大量２袋で１か月１００円以下です。

安くて効果は抜群なので、便秘の万能薬といいたいところですが、大きな問題点があります。繰り返し説明していますが、センノシドは連用していると耐性がつきます。使い続けているうちにセンノシドの刺激に腸管が反応しなくなっていくのです。耐性がつくと、それまでと同じようにセンノシドを飲んでも便が出にくいため、薬の量を徐々に増やさなければならなくなります。

病院で処方できる薬の量には限りがあります。しかし、市販薬の場合は自分の意思で多くの量を買うことができます。すると極度の便秘症の人では、センノシドを含む市販薬を一度に60錠も飲んで、なんとか便を出して腹部の不快感を取り除こうとする人が出てきます。

刺激性下剤の一番の問題点は耐性がつくことです。耐性がつく危険性があることをよく理解し、あくまで頓用での使用にとどめておくことが重要です。

●浣腸

浣腸は直腸からS状結腸にある便を出すために使います。便秘症患者だけでなく、手術や分娩に備える処置として使われることもあります。

浣腸液にはグリセリンが入っています。グリセリンは医薬品としては浣腸や咳止めシロップの材料として使われます。グリセリン浣腸は少なくとも明治時代には使用されていた記録が残っており、歴史の古い便秘治療薬と言えます。

グリセリンを肛門から直腸に注入すると、グリセリンが腸管壁の水分を吸収することに伴う刺激作用によって腸管の蠕動を活発にします。また、浸透作用によって便を軟らかくし、かつボリュームが増えることにより、便を排泄させる作用があると考えられています。

浣腸液は先端にノズルのついた容器に入っています。液を体温程度に温めたあと、ノズル部分をオリーブ油などで滑りをよくしてから肛門に注入します。注入する時は必ず横向きに寝て注入します。立ったまま浣腸液を注入しようとすると、ノズルが直腸に刺さり腸に穴が開く可能性があるので危険です。

浣腸液は即効性があり、使用すると30分以内に便が出てきます。しかし、使用するのにわずらわしさがあることや、肛門にノズルを注入することに対する羞恥心が問題です。特に、自分一人で上手く扱えない場合に、他人に注入してもらうのは抵抗感が強いと思います。

病院では即効性のある治療として浣腸は重宝しています。しかし自宅で継続的に行うのは、他の薬ではなかなか効果が出ない、比較的重症の患者さんが主になります。飲み薬の便秘薬を使いながら、浣腸を併用する人が多いです。浣腸は一般用医薬品としても販売されています。

病院で処方する場合の価格は、毎日使用したとして３割負担で１か月７５０円ほどです。イチジク浣腸は第二類一般用医薬品なので、ドラッグストアやネット通販でも購入可能です

●新レシカルボン坐薬

新レシカルボン坐薬は便秘の治療として使う坐薬です。使い方は浣腸と似ていて、肛門から直接薬を挿入します。直腸に坐薬が入ると、そこで溶けて炭酸ガスを発生させます。要は発泡剤で、発生したガスによって直腸が刺激され、蠕動運動が促され便意を感じます。そこでいきむと肛門の近くの便が出てくるというわけです。

浣腸よりも手軽に使うことができますし、直腸近くにだけ作用する薬なので副作用もほとんど心配ありません。ただし薬の作用は肛門周囲に限られます。肛門の近くまで便が下りてきていない時にはあまり効果はありません。

坐薬も浣腸と同じく、単独で使うというよりも他の便秘薬と組み合わせて使うことが多いです。便

秘薬を使っているけどすっきり出ないという時に肛門近くの残便を出すために使います。

値段は1日1個使うとすると、3割負担で1か月500円ほどです。第三類一般用医薬品としても販売されているので、ドラッグストアやネット通販でも購入可能です。

漢方薬は使いづらい？

漢方薬と聞くとどんなイメージがあるでしょうか。なんとなく体に良さそう、苦くて飲みにくそうという感じでしょうか。以前の私は「漢方薬は効くのか効かないのか、よく分からない薬」と思っていました。

漢方医学の診察法は西洋医学とは異なるのですが、多くの医師にとって、漢方医学の診察法を勉強する機会はほとんどありません。最近の医学部は漢方薬の講義を取り入れるようになってきましたが、私が学生の頃はほとんど聞いたことがありませんでした。医師になってからも、漢方薬を正しく使えるか分からず、漢方薬の専門家から怒られそう、というイメージがありました。

しかし、患者さんによっては西洋薬よりも漢方薬を希望されることも多く経験していたので、漢方薬を使いこなせるか不安だが、興味はすごくあるという状態だったのです。

私は便秘の治療に意識を向けるようになってからは、漢方医学を勉強し、今では漢方薬を使うことが格段に増えました。これまでに処方していた薬だけでは、効果の出ない人が多かったからです。

漢方薬をきちんと使うには、漢方医学を一から学ばなければならないという意識が多くの医師にはあると思います。脈をとって、舌の形やむくみを確認し、お腹はもちろん全身を触診して診断し、適切に生薬を配合して処方する、それが漢方医学です。漢方医学は西洋医学と対比されるように、それだけで一つの診療体系です。漢方医学をきちんと習得しようとすると、要する勉強量は並大抵ではありません。

しかし漢方薬には抗いがたい魅力があります。生薬を配合することはできなくてもエキス製剤としての漢方薬を処方することはできます。私は外科医ですから外科手術のトレーニングをしますし、それ以外に便秘の理論や治療、その他の病気についても日々勉強することが大事と考えて実行しています。便秘に高血圧や糖尿病、高脂血症といった生活習慣病が重なっている人も多いですから、これらの病気についても一通り理解しておく必要があります。標準的な治療を行おうと心がけると、とにかく勉強することが多いのです。漢方医学もその一つとはいえ、勉強にはかなりの時間と労力を要しました。

それでも、便秘に効果がある漢方薬を処方し始めたところ、素晴らしい効果の出る人がたくさんいました。効果が出るのですから使わない手はありません。そういうわけで、便秘薬としての漢方薬も貴重な治療法として活用しています。

漢方薬とは?

漢方薬とは「生薬《しょうやく》」と呼ばれる、自然に存在する植物や動物、鉱物などのうち、病気の治療に用いられるもののことです。有効な成分だけを抽出するわけではないので、より自然に近い形で私たちの体の中に入ります。様々な生薬を組み合わせるため、漢方薬には多くの種類があり、多くの病気を治療することができます。

昔の中国が漢方薬の起源です。何百年、何千年という歴史の中で使われてきました。ヒ素や有機水銀など、今では体に有害だと分かっているような物質も過去には漢方薬として使われていました。しかし、使っているうちに有害であることが分かったため、使われなくなったのです。

気の遠くなるような長い期間の試行錯誤を経て、生き残った薬が現代の漢方薬です。長い歴史の中で淘汰されて、生き残った生薬の集まりが現在の漢方薬を作り上げています。現代医学と同じ手法で研究、開発されたものではありませんが、西洋薬とは異なり桁違いに長い期間を生き残ってきた薬が漢方薬ですから、効果がないはずはありません。

漢方薬と便秘治療

便秘の治療に有効な漢方薬がいくつかあります。便秘薬として使われる漢方薬のほとんどは大黄《ダイオウ》という生薬を含んでいます。大黄はタデ科のダイオウ属植物の根を乾燥させたものです。有効成分はセンノシドで、実は刺激性下剤に含まれる成分です。

刺激性下剤であるセンノシドやアローゼンといったものはセンノシドを抽出して、それのみで便秘薬として使われます。漢方薬の場合はセンノシド以外の成分も薬の中に入っており、それが便秘の治療として有効に作用します。

●麻子仁丸

私が外来でよく処方する漢方薬下剤に麻子仁丸《ましにんがん》があります。麻子仁丸は１８００年も前の中国、後漢の時代からある、とても歴史の古い薬です。

刺激性下剤である大黄が便通を改善する主要な成分です。大黄の他に、大黄による蠕動運動の痛みを緩和する芍薬《しゃくやく》、便を滑らかにする脂肪油成分である麻子仁《ましにん》と杏仁《きょうにん》、そして気持ちの落ち込みを和らげる枳実《きじつ》と厚朴《こうぼく》が含まれています。

単に便を出すというだけでなく、刺激性下剤の使用で問題となる腹痛を抑える成分や、便秘の方に多い気持ちの落ち込みにまで作用するという素晴らしい薬です。そしてこれら６つの生薬がバランスよく配合されており、便秘に効果があるのです。成分の配合割合などは、歴史の中で繰り返し使われ工夫されてきた中で生き残った配合割合です。科学的エビデンスに基づいた治療とは異なりますが、歴史の淘汰を生き残っていたものであり、それはそれで大変価値のあるものです。

そして実際によく効きます。ダイオウを含むので漫然と使用することは勧めませんが、特に高齢の方でなかなか便通の調節が上手くいかない方に対してよく使っています。

他の漢方薬として潤腸湯や桃核承気湯、乙字湯、桂枝加芍薬大黄湯、大黄甘草湯などがダイオウを含んでおり下剤として使われます。患者さんの年齢や体格、便秘の状態などを考慮して使い分けています。

値段は安価で、１か月毎日使っても１０００円を超えることはありません。

コラム9 新しい薬の処方を減薬する場合の考え方

便秘外来で薬を処方するときの原則は、今までに服用していた薬はそのまま続けて、そこに新しい薬を追加することです。

強い便秘で悩んでいる人は、便が出なくなる不安がとても強いです。新しく処方された薬の効果が出て、気持ちよく排便できれば最高ですが、期待したような効果が出ないこともあります。

以前から服用している薬を急にやめてしまうと不安が強くなります。すると体の変化にとても敏感になります。少しでも便が出ない気配があると、新しい薬を早々にあきらめてしまい、元の薬に戻してしまうことにもなりかねません。

そうした気持ちの変化を考えると、もしかしたら薬が効き過ぎて下痢をするかもしれませんが、元の薬に新しい薬を追加する方が良いと思います。新しい薬が効いて便が出ることが分かれば、以前飲んでいた薬を一つずつ減らしていくようお願いしています。

減らす薬にも順番があります。最初に減らすのは刺激性下剤です。刺激性下剤を減らすことができれば、次は値段の高い薬です。なるべく安価に、かつ便秘治療として最大限効果が出るような薬の組み合わせを一人一人に考えていきます。

5-4

排便姿勢を変えるだけでも効果的

便秘に良い「考える人」

排便の姿勢を見直すだけで便秘が良くなることがあります。「便が出にくい」「残便感がある」という症状の人は効果が出やすいです。姿勢を見直すことはすぐに出来ることなので、多くの患者さんに説明しています。

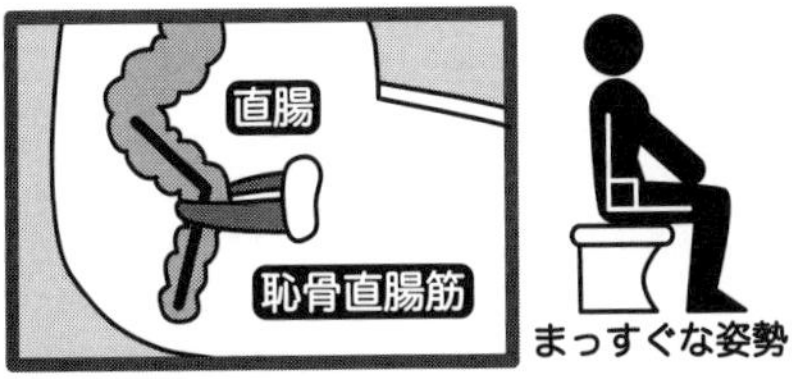

直腸が恥骨直腸筋に引っ張られくの字型に成る

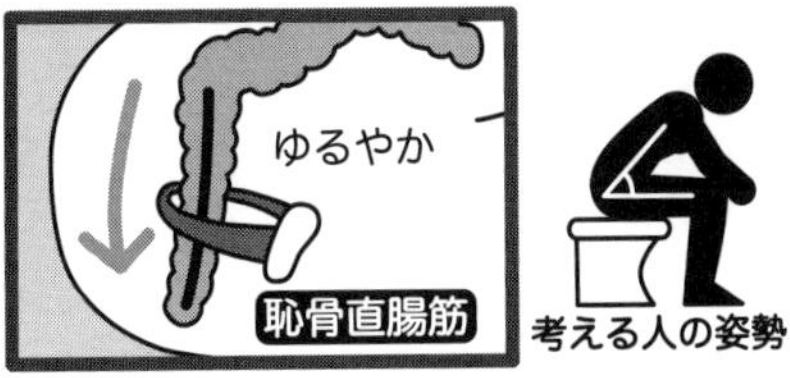

恥骨直腸筋が弛み腸が肛門に向かいまっすぐになる

排便時の姿勢を変えると、直腸と肛門が直線状になって、腹圧が伝わりやすくなります。直腸は、肛門の近くにあって、腸に巻き付いている筋肉（恥骨直腸筋）によって前方に引っ張られ、クの字型になっています。恥骨直腸筋が腸をお腹側に引っ張ることによって、普段は便が漏れないようになっています。

排便の時にいきむと、恥骨直腸筋が緩んで直腸が直線的になります。そして腹圧によって便が肛門から押し出されるのです。便を出しやすくするためには、腸がなるべく肛門に向かって直線的になることが望ましいです。

フランスの彫刻家、オーギュスト・ロダンが１９０２年に制作したブロンズ像「考える人」をご存知の人は多いのではないでしょうか。「考える人」の姿勢をとることで、直腸の角度が緩やかになり便が出やすくなります。正しい姿勢というと、背筋を伸ばすことを考えてしまいますが、トイレでは少しだらしない姿勢の方が便は出やすくなります。排便時はこの「考える人」の姿勢がお薦めです。

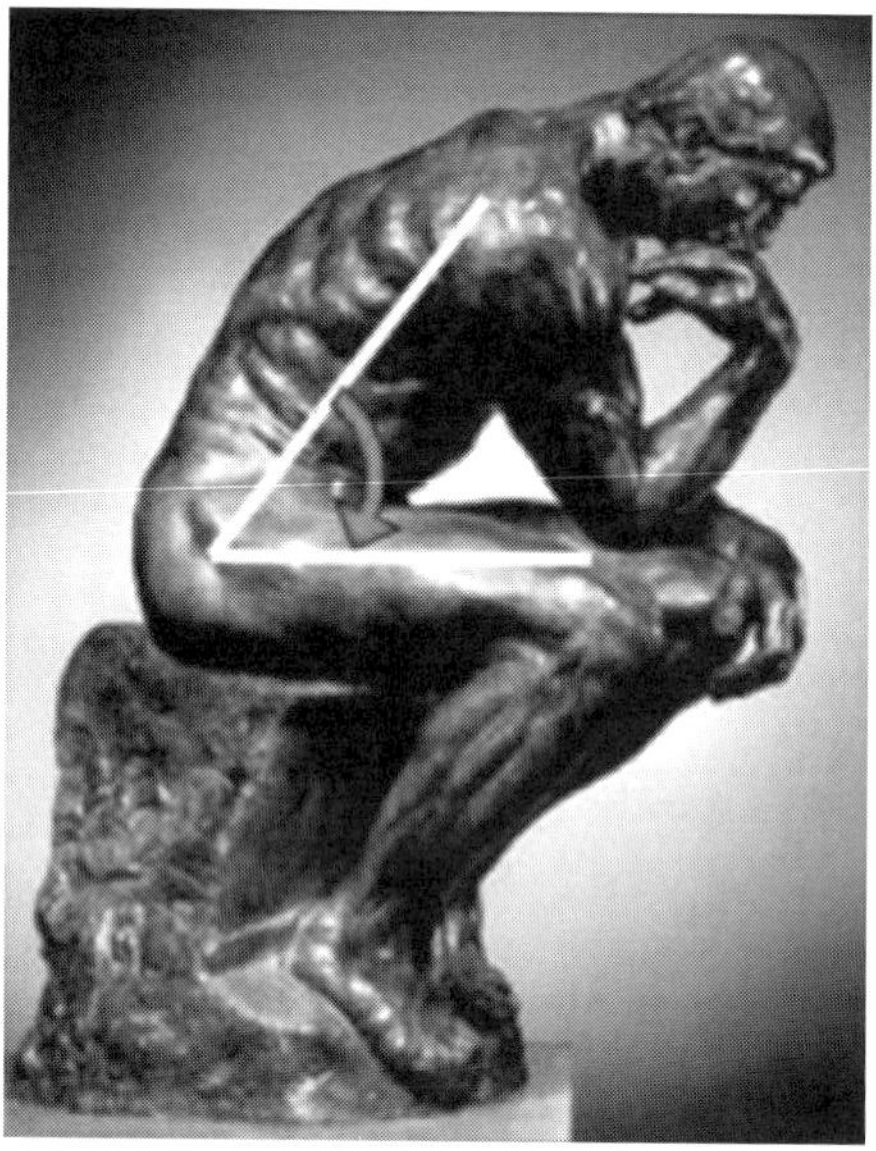

図　考える人の姿勢

出典：Takano S et al: Tech Coloproctol 20(2) 117-21: 2015 Influence of body posture on defecation: a prospective study of "The Thinker" position

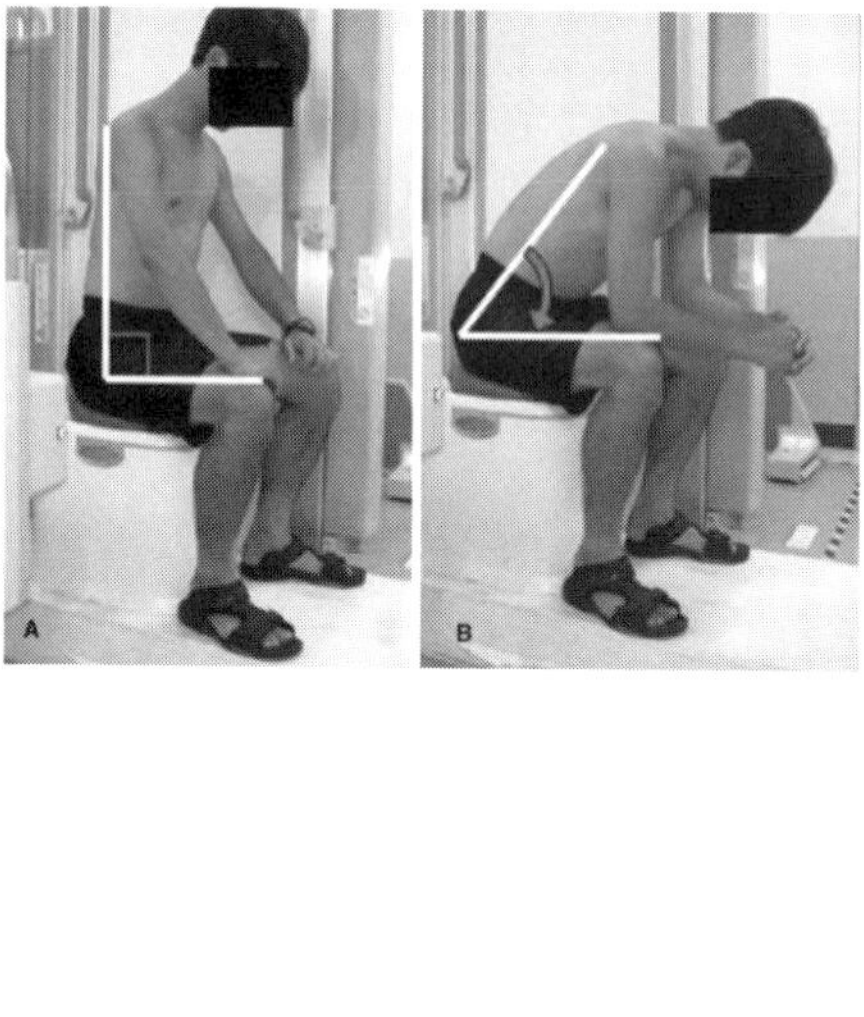

〈事例〉

加藤さん（仮名、60歳代男性）は1カ月ほど前から、便が肛門の近くに残り、「蓋をされている感じがしてどうしようもない」という症状がありました。

浣腸をすると便は出ますが、トイレまで間に合わないため、お風呂で浣腸をしていました。浣腸で便が出ても、お風呂で排便することになるので加藤さんもご家族もとても困っていました。便秘薬を何種類か試しましたが良くなりません。

話を聞いてみると、お風呂では問題なく便が出せるのにトイレでは出せなかったようです。肛門、直腸の診察をすると、いきむときに肛門が締まりやすいことが分かりました。どうやら、お風呂では和式便所の姿勢で排便することが良かったようです。

私は加藤さんに排便時の姿勢を工夫してみること、つまり「考える人」の姿勢をとってみることを提案しました。

10日後に再度外来でお話を伺いました。すると姿勢を工夫するだけで便が出やすくなったため、お風呂で用を足す必要はなくなったと話されました。薬では便秘が良くならないのに、排便時の姿勢を工夫するだけで便秘が良くなったという事例です。

足台も有効

排便姿勢を工夫する方法として、足台も有効です。20㎝ほどの高さの足台を便座の近くに置き、足を乗せます。この時、足はしっかりと足台の上に乗せて、踏ん張れるようにしましょう。つま先だけ乗るような狭い台や、バランスが不安定な台はよくありません。

足台を置くことで、膝の位置が高くなり足をお腹で抱えるような形になります。これによって「考える人」のポーズと同じように、腸が肛門に向かって直線的になり、恥骨直腸筋が緩みやすくなります。その結果、便が出やすくなるのです。

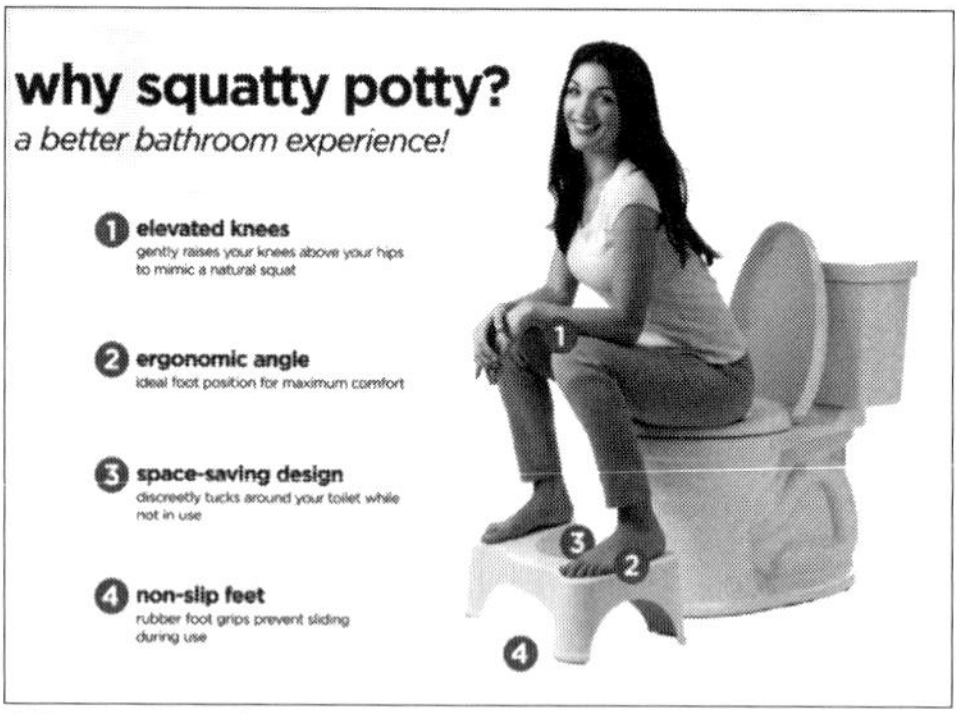
why squatty potty?
a better bathroom experience!
1 elevated knees
gently raises your knees above your hips to mimic a natural squat
2 ergonomic angle
ideal foot position for maximum comfort
3 space-saving design
discreetly tucks around your toilet while not in use
4 non-slip feet
rubber foot grips prevent sliding during use

出典：スクワティポティのHPより引用

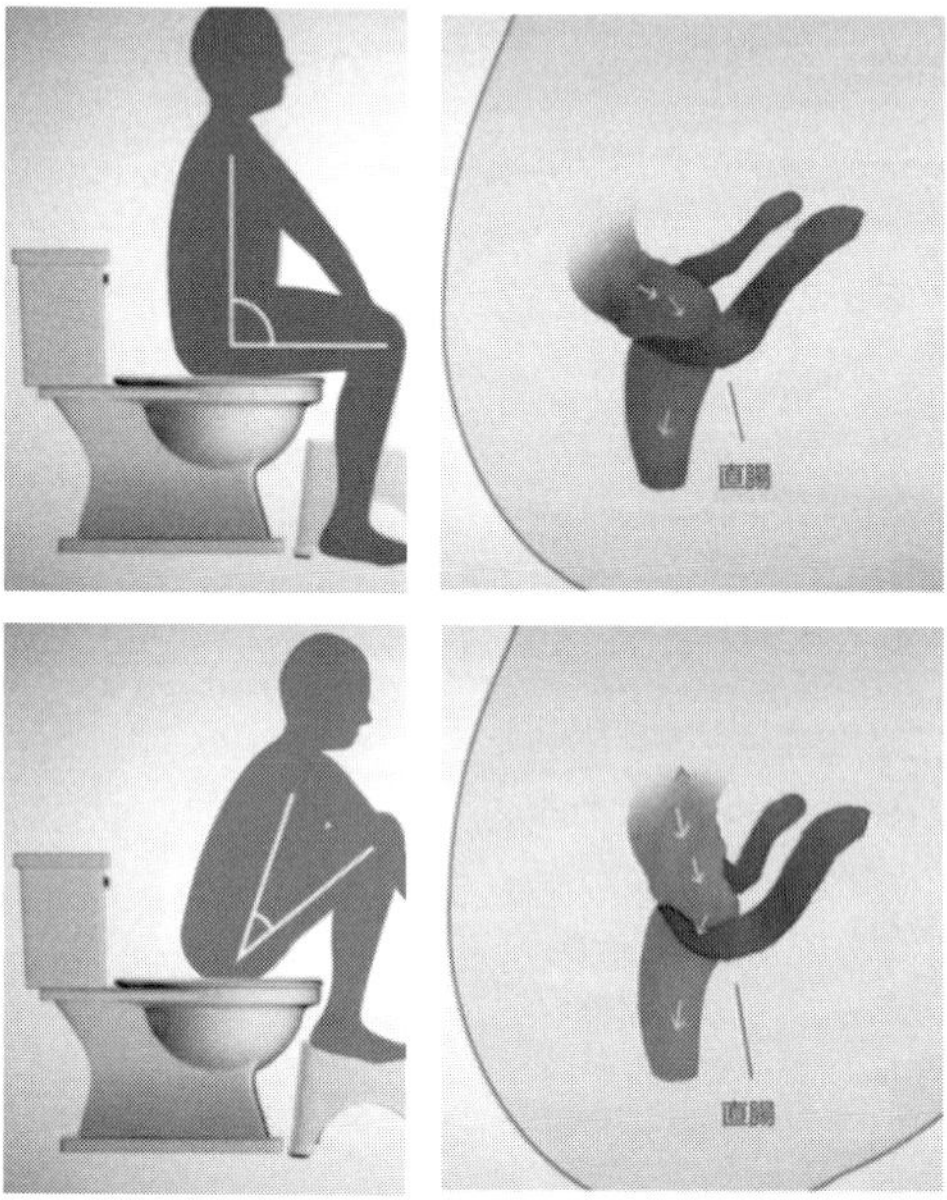

排便をスムーズにするための専用の足台が市販されています。最初に発売されたのが「スクワティポティ」という製品です。特殊な工夫があるわけではないのですが、便座に収まりやすいように、足台の形状がＵ字型になっています。

トイレ専用の足台を購入しなくても工夫して高さを持たせることはできます。まずはお風呂用の椅子などを使って試してみるのはいかがでしょうか。簡単なものなら１００円ショップなどでも売っています。試してみてうまくいくようなら、専用の足台を買ってもよいかもしれません。

コラム10　洋式便所で和式スタイル？

和式便所の姿勢は排便をするのにとても適した姿勢です。多くの国では今もこの和式便所の姿勢が標準です。海外からの日本への旅行客が増えてきた今日、ホテルでこのような表示を見かけることがあります（図参照）。これは便座の上に乗って使用するのを注意する表示です。使い慣れている人にはイメージしにくいのですが、洋式便所は排便には不向きな姿勢です。洋式便所の姿勢になじんでいないと上手く排便できません。

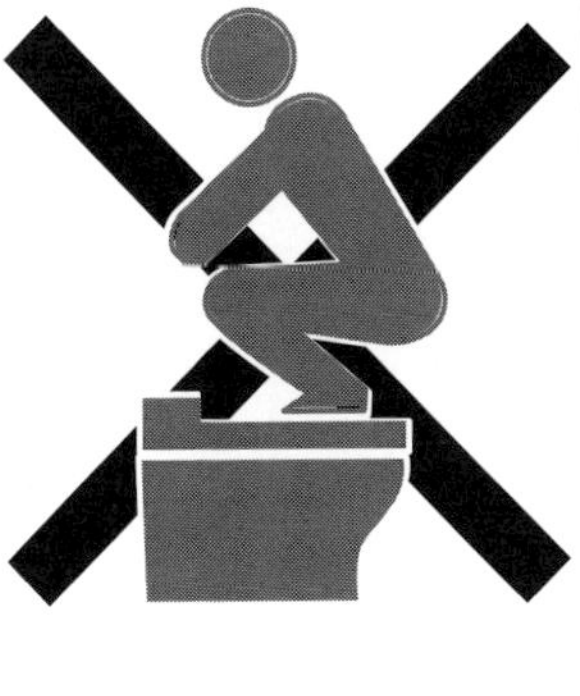

このために、便座の上に足を乗せて和式便所のように使う人がいるのです。中には靴のまま便座の上に乗るので、汚れたり傷ついたりするのでしょう。だからホテルではこのような表示がされているのです。

私の外来の患者さん（日本人です）で、確信的に洋式便所の便座に乗って排泄をする人がいました。「その方が出やすいから」と言うのですが、完全に正しいです。

ただ、洋式便所は便座の上に乗って用を足すような使い方で設計されていません。バランスが不安定で危ないですし、便座が痛んでしまいます。洋式便所は腰かける以外の使い方はお薦めできませんので、「考える人」のポーズや足台を使用して、和式便所の姿勢に近づけるのが良いです。

5-5 その他　運動療法など

運動不足で便秘になる

便秘には運動をしたほうが良い。これに反対する人はいないでしょう。私は便秘ではないのですが、趣味のジョギング中はいつも、お腹がグーグー、人知れずオナラを出してスッキリ…ということがよくあります。ですからお腹を動かすのに運動は大事だということに異論はありません。

一方で、週に3回はジムに通って、走ったり、筋力トレーニングをしたりしているのに、便秘は一向によくならないという患者さんの話もよく聞きます。

運動に限らないのですが、生活習慣を改善して便秘を良くしようとすると、どうしても時間がかかります。頑張っても効果が出ないことはよくあります。効果が出るとしても、すぐに成果が出ないので、運動にせよ食事にせよ気長に続けることはなかなか難しいです。

逆に運動不足のために便が出にくくなってしまうことはよくあります。運動をしないことで便秘になるリスクは高くなります。

例えば、老人施設や老人病院に入院している方と便秘の関係についての研究があります。便秘になる危険性は、１日に０・５km以上歩かない人、介助歩行、車いす、寝たきりの順に高くなっていきます。

また、パーキンソン病の患者さんは便秘の方がとても多いのですが、その原因として運動量が少なくなっていることが考えられています。パーキンソン病は脳の神経細胞が減少することで起こる病気です。動作がゆっくりになったり、小刻みに筋肉が震えたりします。そのため、スムーズな運動ができなくなるのです。パーキンソン病になることで体を動かしにくくなり、結果として腸も動かなくなって便秘がひどくなるのです。

有酸素運動は便秘を改善する

便秘の改善に運動が有効なことを示す研究がいくつかあります。例えば、ウォーキングをすると便秘がよくなるという研究や、1時間のジョギングが便秘を改善するという研究があります。こうして見ると、確かにウォーキングやジョギングで便秘は良くなりそうです。ではジョギングに変わる運動ではどうでしょうか。水泳やテニス、ゴルフではどうなのかという疑問が出てきます。

実は個別の運動やスポーツに関して、どの程度行えばよいのかという明確な指針はありません。便秘の診療指針となるガイドラインでは、とりあえずの運動の指針として、厚生労働省が作成した運動の基準を薦めています。

どのくらいの運動かというと、歩くのと同じ程度の活動を1日1時間以上することに加えて、週に1時間以上は息が弾んで汗をかく程度の運動をすることが良いです。歩くのと同じ程度の活動の例として、ラジオ体操、掃除機をかける、階段を下りる、お風呂掃除、庭の草むしりなどがあります。息が弾んで汗をかく程度の運動の例は、卓球、水中歩行、ゆっくりとした背泳ぎ、ゴルフ（クラブを担いで運ぶ）などです。

65歳以上の方では、座ったままや寝たままの運動でなければどんなものでもよいので、毎日40分程度を目安に体を動かしましょう。これはゆっくり歩くことや、ペットの世話、お皿洗い、植物の水やり程度の運動で大丈夫です。「とにかく体を動かしましょう」ということです。

運動に関しては、個別にこれはどうかと考えるよりも、とにかく体を動かすこと、なるべく歩くこと。家でじっとしていても便秘は決して良くならないと考えることが良いと思います。

有酸素運動ができないときはどうすればよいか

生活指導をする上で大事なことは、患者さんの状態を考えて、実際にできそうなことを薦めることです。便秘外来には様々な理由で運動をできない方が来られるので「有酸素運動をしましょう」とばかり言っていられません。

便秘外来を受診される方の多くは高齢者で、不整脈や狭心症があり、主治医から激しい運動を止められている、膝や腰が悪いので歩くのもつらい、うつ病や不安障害があり、外出することに多大なストレスを感じる、といった方々が受診されます。高齢でなくても、仕事がとにかく忙しいのでまとまった時間が取れないなど、様々な理由で運動をすることが難しい人がいます。これらの人たちに運動を薦めるのは、実現不可能なことを押し付けているだけで酷ではないでしょうか。

では、有酸素運動ができない人はどのようなことが代わりになるのでしょうか？　実はきちんとした医学研究の結果として薦められることはほとんどありません。

とはいえ、打つ手がない、ということではありません。現代的な方法を用いて研究されていないために、医師の立場から「効果がある、ない」などとは言いにくいのです。なぜかというと、これらの治療で効果を感じる人は確実にいるのですが、どういう治療をどの程度やったらよいか、説明できないということに尽きます。

例えば、ツボ押しやマッサージなど、体の一部を押したり揉んだりすることでお腹の動きが良くなることは間違いないでしょう。ですが、どの場所をどの程度どうすればよいのか、明らかにしている研究はありません。このため様々な職種の人が、様々な経験を基にして、良いだろうと思うことを薦めているのが現状です。

便秘に良い「ツボ」

じっとしていても便秘は良くならないので、できることをできる範囲でやってみましょう。簡単に今すぐ出来ることとして、ツボ押しはどうでしょうか。

便秘に良いと言われているツボをいくつかご紹介します。代表的なツボは合谷《ごうこく》です。親指と人差し指の骨が交わるところの内側にある、軟らかい場所が合谷です。ここを反対側の手の親指と人差し指で揉んで刺激することで、お腹の動きが良くなるとされています。

足のツボでは三陰交《さんいんこう》や足三里《あしさんり》が有名です。くるぶしの骨から指４本分上、すねの骨の後ろのくぼみが三陰交です。足三里はひざから指４本分下、すねの外側になります。これらのツボをグリグリと押すことで便通が良くなるとされています。

その他、お腹のツボとしては天枢《てんすう》や大巨《だいこ》があります。天枢は臍から指３本分外側で左右どちらにもあります。大巨は天枢から指３本分下にあります。これらの場所をお腹が少しへこむくらい押さえてあげるのがよいです。

１回５秒くらい、１か所につき５~10回くらい押すようにしましょう。これらのツボの効果は医学的な研究で分かったことではなく、長い時間をかけて経験的に知られるようになってきたものです。研究されていないから効果がないといって、無視してしまうのはもったいないです。簡単にできることですから、ぜひ試してみてください。

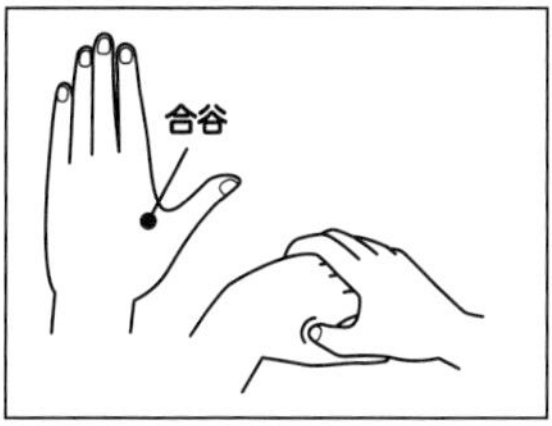

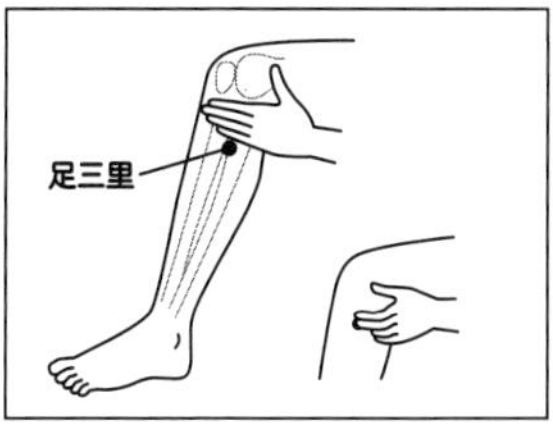

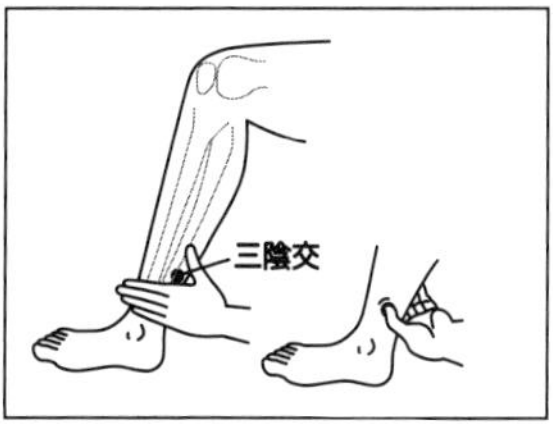

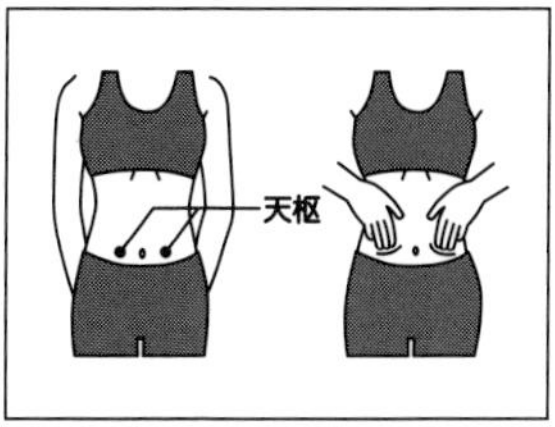

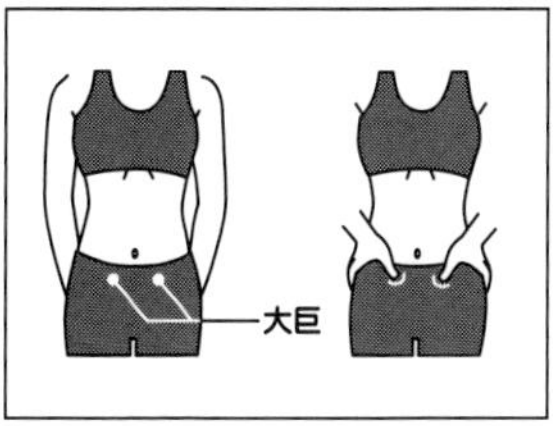

運動→リラックスで便通改善

運動をすることで腸の動きが良くなり、便通が改善することは確かです。しかし、運動をすることのメリットは腸の動きに直接働きかけるだけではありません。運動によって気分がスッキリすることで、便通の改善になるのです。

便秘で悩んでいる方にとっては難しいかもしれませんが、便を出すためにトイレで緊張しているとスムーズに出ることはありません。トイレが個室なのは、排泄は見られるのが恥ずかしい行為だということはもちろん、気持ちを落ち着けてリラックスする環境を作るためなのです。

子育て世代の方や二世帯住宅の他、大人数で生活している方から、「ゆっくり落ち着いてトイレに行けないので便秘になる」と言われることがあります。手のかかる子どもがいてゆっくりトイレに入れないお母さんがいます。あるいは朝はトイレを使う人が多いので、落ち着いてトイレに入れない、バタバタしているうちにせっかく便意があるのに行きそびれてしまうという人がいます。気持ちに余裕がないとスムーズに排便することは難しくなります。緊張は排便にとって大敵です。

運動することで得られる大きなメリットは、気分がスッキリすることです。私自身も、仕事が終わって疲れた時ほど、仕事後に運動することを心がけています。ジョギングなど運動を少しでもすると、精神的な疲労感はかなり減ってスッキリとします。

体も気持ちもスッキリすると胃腸の動きはよくなります。胃腸の働きは心の働きとも深い関係があります。ストレスが溜まると胃潰瘍ができる、という話は聞いたことがあるかもしれません。これは気持ちの不調が体に影響する、分かりやすい例です。同じようなことが腸にも起こります。ストレスがたまると腸の動きがおかしくなり、下痢になる人や便秘になる人がいます。

リラックスした気持ちで過ごすためにも運動はとても重要だと思います。便秘の方にとっては、運動は便を気持ちよく出すために行う作業となりがちですが、まずは何でもよいので体を動かして、気分をすっきりさせるようにしてみましょう。

そのためには、何をどれだけするなど、きちんとしたルールを作る必要はありません。自分ができそうなことをできるところから、楽しみながらすることが、結局は便通にとっても一番効果的だと思います。

コラム11　便秘の新しい治療「便移植」とは？

大腸の中には多種多様な細菌が生息しています。それを咲き乱れる花畑に例えて「腸内フローラ」といいます。腸内フローラには体に良い働きをする善玉菌、悪い働きをする悪玉菌、良くも悪くも働く日和見菌がいます。

腸の働きを良くするために、善玉菌であるビフィズス菌や乳酸菌を摂るのが良いことはよく知られていますが、最近では他人の便を腸内に注入するという治療が注目されるようになってきました。いわゆる「便移植」で、ご存知の方も多いでしょうが、初めて耳にした方は驚かれるかもしれませんね。腸の調子が悪い人は、腸内フローラが乱れていると考えられます。例えば、クロストリジウム菌という悪玉菌によるクロストリジウム腸炎があります。クロストリジウム菌が増えることによって腸炎を起こし、死に至るケースもある病気です。

クロストリジウム腸炎の治療として、以前から菌をやっつける抗生物質が使われてきました。しかし、クロストリジウム菌の中には効きにくいものがあるため、治療が上手くいかないことがあります。便移植は、健康な人の便（に含まれる腸内フローラ）を、腸の調子が悪い人（例えばクロストリジウム腸炎にかかった人）の腸に注入する治療です。そうすると、腸の調子が悪い人のフローラが、健康な人のフローラに近づき、腸炎が治ってしまうのです。

便移植で治療できるかもしれない病気が、現在いくつか研究されています。日本国内でも、クロストリジウム腸炎や潰瘍性大腸炎、クローン病という腸の病気に対して、便移植が有力な治療にならないかと研究が進んでいます。

実は便秘に対しても、便移植が有効ではないかと考えられています。便秘ではない健康な人の腸内フローラを、便秘で悩んでいる人の腸に注入するのです。腸内環境を良くするために、ビフィズス菌や乳酸菌を整腸剤などの薬として接種するのと同じ考え方です。

ただし、便移植には解決すべき問題がまだまだあります。まず、便移植で本当に病気が良くなるのかが問題です。複数の研究がありますが、２０２０年の段階ではクロストリジウム腸炎以外は、まだ一般的な治療ではありません。

次に、「健康な人の便」をどのように選ぶかという非常に大きな問題があります。どのようなフローラが健康なのか、腸の病気の人とは何が違うのかということが分かりません。一見健康な便だとしても、既知、未知の病原菌が混ざっている可能性も否めません。実際に便移植の危険性として、便移植を受けた患者が、移植便による感染症で死亡した症例が２０１９年に報告されています。こうした問題から多くの研究機関では便移植をするための健康な便を、患者の親族から採取するなどの工夫がされています。

日本でも一部の医療施設で、自費診療による便移植が行われているので、考えてみたことがある方もおられるかもしれません。しかし、上記の感染症の問題や、どのような腸内細菌が一番有効なのかなど、未解決の問題が置き去りにされているまま実施されているのが実情です。現在の便移植は、クロストリジウム腸炎以外の病気では有効性は認められていません。

私としては、今のところ便秘に対して便移植を受けることは薦められません。しかし、近い将来、便秘の治療として有効な便移植の方法が確立する可能性も大いにあると期待しています。

コラム12 ウォシュレットで刺激して排便する

便秘薬を飲むだけではすっきりしない時に、浣腸や坐薬を使うことがあります。肛門から薬を入れて、直腸を刺激して便意を起こさせるのです。それよりもっと気軽に行われている方法が、ウォシュレットで肛門を刺激して排便することです。

肛門の周りを刺激して便を出すことは、赤ちゃんの便秘対策としてもよく行われます。綿棒で赤ちゃんの肛門の周りを刺激してあげるのです。そうすると、刺激で肛門を締めている筋肉が緩むことによって、便が出やすくなります。

大人の場合は綿棒で刺激するのではなく、もっぱらウォシュレットの洗浄水が利用されます。排便前に、ウォッシュレットの洗浄水を肛門の周りに当てる、あるいは肛門を広げて直接直腸に洗浄水を入れて直腸を刺激します。

洗浄水で直腸を刺激すると、肛門が開きやすくなり便意が起きるので、確かに便は出やすくなります。ウォシュレット刺激が習慣になっている人もいます。しかし、私としてはお薦めできない治療です。

一つは、刺激を与えないと便意を感じないように、身体が慣れていってしまうからです。そしてもう一つは、洗浄水の刺激によって、直腸や肛門の周囲が傷付いてしまう可能性があるからです。洗浄水によって肛門周囲の皮膚が痛んで炎症を起こすことを「温水洗浄便座症候群」と言います。

5-6 バイオフィードバック

バイオフィードバック療法とは

便秘の治療に「バイオフィードバック療法」という専門的な治療があります。バイオフィードバック療法とは、「意識にのぼらない生体情報を光学的な手段によって意識上にフィードバックすることにより、体内状態を意識的に調節することを可能とする技術や現象の総称」のことを言います。ちょっと難しく聞こえますね。

でも、この「生体情報をフィードバックする」ことは日常の生活でよくあることです。例えば、血圧を測った場合を考えてみましょう。もし血圧が高くて高血圧と診断されればどうするでしょうか？おそらく、食事の塩分を控えたり運動を考えてみるなど、生活習慣を見直すのではないでしょうか。この「血圧が高い→生活を見直す」ことが「生体情報をフィードバックする」ことです。他にも例えば、いつもより体重が１kg多いと分かったら、健康維持のために食事の量や内容を加減したり、歩く時間を増やしてみたりするなど、自身の行動を見直すことでしょう。このように自分の身体の情報を数値化して、その結果を見て行動を変えることが「生体情報をフィードバックする」ことなのです。

ここでは、便秘におけるバイオフィードバック療法について説明します。便秘の治療でバイオフィー

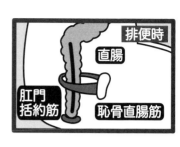

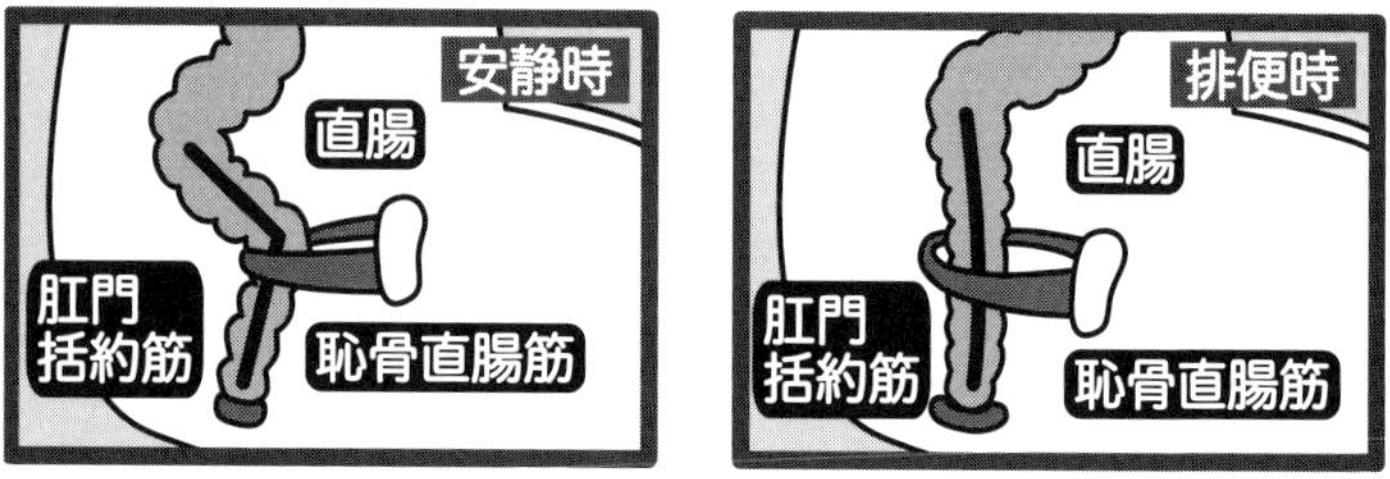

ドバック療法が有効なのは、排便時のいきみ方に問題がある便秘、協調運動障害型の便秘です。

排便時の筋肉の動き

気持ちよく排便するには、肛門の周りの筋肉がスムーズに動くことが必要です。排便に関わる筋肉の一つは肛門括約筋です。

肛門括約筋には内肛門括約筋と外肛門括約筋の2種類があります。排便しないときは、無意識のうちに内肛門括約筋が締まっていて、便が漏れないようになっています。内肛門括約筋が締まらないと、意図せずして便やオナラが漏れる原因になります。

外肛門括約筋は自分の意識で締めることができます。人前でオナラが出そうになった時に、おしりをキュッと締めて我慢したことはないですか？それは自分で意識をして外肛門括約筋を締めて、オナラが外へ漏れないようにしているのです。

排便に関係するもう一つの筋肉は、恥骨直腸筋です。恥骨直腸筋は、排便をしないときは腸を前に引っ張り、「クの字型」に腸を折り曲げます。そうして便が肛門へ下りていかないようにしています。

これらの筋肉は、排便をするときにうまく協調して動きます。便意を感じてトイレでいきんだとき、恥骨直腸筋は緩んで腸を直線的にします。そして肛門括約筋は内外とも緩んで肛門を開きます。腹圧によって押し出された便は、通りが良くなった腸を流れて体の外へ排泄されるのです。

このようなきめ細かい動きを、私たちは普段意識していません。また、人から教えられてできるようになる動きでもありません。子どもの時から、無意識のうちに様々な筋肉が協調して動くことで、排便しているのです。

協調運動障害型の便秘

便秘症の中で、協調運動障害型便秘といわれる便秘について考えてみましょう。これは特に高齢の男性に多く見られ、便を出したくてトイレでいきむのに上手く出せない便秘です。「便を出そうとすると、肛門に蓋をされる感じがする」と表現する患者さんもいます。

肛門へ指を入れて直腸指診を行うと、協調運動障害型便秘はある程度診断できます。指を入れている時に、排便をイメージしていきんでもらいます。

正常な場合は、いきむと肛門括約筋や恥骨直腸筋が緩み、腸が肛門へ向かって下りてくることを、診察のために入れた指に感じます。協調運動障害がある時は、肛門括約筋がかえって締まることや直腸がキュッと前方に動くことを感じます。つまり、自分では便を出そうと頑張っているのに、便を我慢するような動きをしてしまっているのです。これが協調運動障害型の便秘です。

さらに詳しく調べるには排便造影検査を行います。便の代わりに、小麦粉に造影剤を混ぜてペースト状に練りこんだものを疑似便にして、肛門から注入します。注入された疑似便を排泄する様子をレントゲン検査で連続撮影することで、排便時にどのように腸が動いているかを客観的に評価できるのです。

協調運動障害があると、いきんだときに直腸が前方へ動くのが分かります。肛門が締まっている場合は腸の太さが細くなります。鳥のくちばしのように、あるいは漏斗を水が流れるように、先端が細くなった腸を、便が少しずつ出ていきます。

本人は便を出したいのに体がそのように動いてくれません。そうすると残便感が非常に強く残り、ずっと気持ち悪い状態が続きます。便秘薬を使うことでうまく便が出せるようになる人もいるのですが、いくら薬を使っても良くならない人がいます。

バイオフィードバック療法

バイオフィードバック療法は、直腸診や排便造影検査で直腸の動きが排便に適していないことが分かった時に適応となります。

ここでは排便に対するバイオフィードバック療法として、直腸バルーンを用いた方法について説明します。バルーンをしぼんだ状態にして肛門へ挿入し、徐々に膨らませていくと、どれくらいのバルーンの大きさで便意を感じるかが分かります。便意を感じる程度の量まで膨らませたところで、いきんでもらいます。

上手くいきむことができるとバルーンは排泄されます。協調運動障害があると、バルーンは排出されずに奥へ引っ込んでいきます。

いきみを加えたときにバルーンがどのように動くかを、患者さんに伝えることで腸の動きを感じてもらいます。そしていきんだ時に、バルーンが正しく動くように指導します。病院では、排便に対する筋肉の正しい動きを理解してもらい、その動きを自宅でも復習します。そうして無意識のうちに正しい動きができるようにトレーニングしていくのです。

病院では月に1回程度、トレーニングを行います。便秘外来では専任のスタッフが担当してバイオフィードバック療法を行っています。海外では自宅で専用器具を用いたトレーニング方法も行われるようになってきています。薬の治療では症状が良くならない排便困難にも効果があるので、今後もっと普及してほしい治療法です。

〈事例〉

吉田さん（仮名、60歳代男性）は5、6年前から便秘に悩んでいました。肛門に便が挟まっている感じがして、便が出にくく少ししか出ません。トイレに時間がかかることもとても苦痛でした。リンゼスやモビコールなどの便秘薬を服用していましたが、不快な症状は良くなりませんでした。

便秘外来で直腸指診を行い、排便時のいきみが正しく行えているかを確認しました。すると、便を出そうといきむと、かえって肛門括約筋が締まることがわかりました。便を出そうとするのに、便やおならを我慢する動きになっているのです。

排便造影検査を行ったところ、いきんだときに腸が前方に折れ曲がることがわかりました。いきんだときに、恥骨直腸筋が締められるため、かえって便が出にくくなっているのです。

排便時のいきみ方を見直すために、バイオフィードバック療法を受けていただきました。排便時のいきみが非常に強いことが分かったため、あまり無理にいきまないことを指導したところ、以前よりも出やすくなり、リンゼスは飲まなくてもよくなりました。

コミュニケーションがとても大事

バイオフィードバック療法を行う時にもうひとつ大事なことがあります。それは、コミュニケーションをしっかりとることです。ただ筋肉の動きを説明するだけでは、治療は思うような効果が出ません。排便障害の治療で世界的に有名な病院である、イギリスのセント・マークス病院でバイオフィードバック療法に携わっていた友人の医師がいます。彼女は排便障害の専門家で、バイオフィードバック療法にも非常に造詣が深い人です。彼女と話をしていた時に、「バイオフィードバック療法は単に生体情報を数値化して評価、指導するだけでなく、医療者と患者との対話で問題を解決してくことが重要だ」と話してくれました。普段私が治療を行う際に同じことを考えていたので、とても印象に残っています。

バイオフィードバックを行う時に、患者さんと色々な話をすることが大事です。普段の食事はどんな感じか、運動はどの程度しているか、睡眠は十分とれているかなど、生活習慣に関する聞き取りを行い、適切に助言することが大事です。今までに対処してきた治療について整理することも、便秘の治療を見直すことに大きな役割があります。

一見すると便秘の治療に関係ないようなことでも大事なことはたくさんあります。家族関係や仕事にトラブルは抱えていないか、ストレスが溜まっていないかなど、精神的な側面をフォローすることは便秘の治療としてとても大事です。話を聞いてもらうだけで楽になるということは普段の生活でもよくあると思います。家族や友人に身の回りのことを話すだけでストレスが発散され、気持ちが楽になることがありませんか？

バイオフィードバック療法は1回の治療で最低30分、時には1時間以上もかかるような治療です。その治療の際に、便秘の悩みだけでなく普段の生活で困っていることや、逆に楽しかったことなど、そのような話に耳を傾けること自体が、便秘の治療になると思うのです。

便秘にはメンタルの不調を伴うことが非常に多いです。協調運動障害型の便秘は単に肛門の近くの動きが問題となるだけでなく、便がすっきり出ないことによって非常に大きなストレスがかかります。そのストレスがさらに便秘を悪化させます。精神面の不調が少しでもよくなると、便がすっきり出ない状態に対しても落ち着いて向き合えるようになるので、精神的なアプローチはとても大事だと思います。

便秘の治療ではないのですが、精神療法を行う際には、医療従事者が患者さんと良好な関係を築くことがとても大事とされています。精神療法が効果的に働くためには、治療のテクニックよりも治療に対する期待や患者との関係構築の方が大事だという研究結果もあります。私は便秘の治療にも、精神療法と似た部分があるのではないかと思います（本章コラム「便秘治療が精神療法と似ている、と感じるところとは？」参照）。

バイオフィードバック療法は、受けられる設備と適切な技術を持つ医師・看護師が国内ではまだ少ないのが現状です。今後、もっと幅広くこの治療の意義が知られ、技術を持つ人たちや設備が増えていけばと思っています。

〈事例〉

山田さん（仮名、50歳代女性）は高校生のころからずっと便秘に悩んでいました。特に生理前はひどくて、便はカチカチになりお腹が張っていたそうです。今までに酸化マグネシウムやグーフィス、刺激性下剤としてアローゼンやラキソベロンといった便秘薬を試してきました。しかし、肛門の近くで便が固まり、上手く出せずに困っていました。便が出ないと胃がムカムカして食欲もなくなります。

便秘外来を受診されたので直腸指診を行いました。硬い便がたくさんあり、またいきみをかけるとかえって腸が締め付けられて便が出にくくなっていました。排便造影検査でも同じ結果です。いきみによって恥骨直腸筋が締まり、腸がクの字に曲がってしまい、便が出にくくなっていました。

そこでバイオフィードバック療法を受けていただくことにしました。直腸内でバルーンを膨らませても、なかなか便意を感じません。一般的に便意を感じると言われる大きさよりかなり大きく膨らませたところでようやく便意が出てきました。これを排泄してもらおうと、いきんでもらいましたがうまく出せません。骨盤底筋のトレーニング方法やいきみ方を指導しました。過度にいきまないこと、焦って出そうとしないことなど、ご本人との対話の中で排便時の不適切なクセを探して丁寧に指導します。

バイオフィードバック療法を開始して1カ月経過し、ご本人は自宅でもトレーニングを続けていました。そうした結果、便意は徐々に戻ってきて、便が出やすくなりました。便秘薬は使っていますが、以前と比べるとずいぶん楽になりました。今後もトレーニングを続けてもらうつもりです。

コラム13　オナラの匂い

オナラは腸の中に溜まったガスが肛門から出たものです。オナラの成分は口から吸いこんだ空気と腸内細菌が作り出したガスです。「オナラの臭いが強烈でなんとかしたい、腸が腐っているみたい」と悩む人がいる一方、全然臭わないという人もいます。その違いはどこにあるのでしょうか。

人間の腸の中には様々な菌が住んでいます。１００種類以上の細菌が、総勢１００兆個以上という大所帯です。腸内細菌は食物繊維などを栄養として活動しています。そして、その活動の副産物として様々な酸やガスを作り出します。腸内細菌が作り出すガスして多いものは、水素やメタン、アンモニア、硫化水素、スカトール、インドールなどです。

オナラの不快な臭いを作り出すものとしてスカトールやインドールが挙げられます。スカトールやインドールは、悪玉菌であるウェルシュ菌などが大腸までたどりついたタンパク質を分解して作られます。焼肉をたくさん食べた後にオナラが臭くなることはないですか？　肉はタンパク質のかたまりですから、一度にたくさん食べると、小腸で消化しきれなかった肉に含まれるタンパク質が大腸まで運ばれていきます。

そうすると、タンパク質を栄養とするウェルシュ菌などの悪玉菌が大喜びです。活発に活動してスカトールなどをたくさん作るのです。結果として焼き肉を食べた翌日のオナラは臭くなります。

オナラの臭いが気になる人は、臭いを作り出す細菌を減らすか、その細菌のエサを減らすことで、軽減されます。つまり、ビフィズス菌や乳酸菌などの善玉菌をたくさん含んだ食品を摂るように心がけることと、タンパク質を一度にたくさん食べないようにすることが、オナラの臭い対策として効果があります。

臭いの原因であるスカトールやインドールには、面白い話があります。この二つは濃度が薄くなると、不快な臭いはなくなり花のような、良い香りと感じます。そのためスカトールやインドールは香水の原料として使われたりもします。ジャスミンの香りはスカトールによるものなので、トイレの芳香剤にジャスミンが多いのは、便の臭いであるスカトールに、同じスカトールから作られているジャスミンの臭いを重ねて消臭しようという考え方からきているのです。

コラム14　便秘治療が精神療法と似ている、と感じるところとは？

便秘に悩んで便秘外来を受診する人には色々なタイプがあります。食事の量や質の問題で便秘になっているような人は、適切な食事指導で速やかに改善します。便秘薬を組み合わせることで劇的に症状が改善する人もいます。しかし、中には治療にとても難渋する人がいることも事実です。それにも関わらず、私の外来に長い間通院してくださる患者さんが多くいます。決して治療が上手くいっているわけではないのに、どうして通院を続けてくれるのだろうと、私自身が不思議に思うことがありました。

便秘外来を通院される患者さんにはうつ病や不安障害など、精神的な問題を抱えている人も多いため、私は精神療法についても勉強しています。「精神療法の基本」（堀越勝・野村俊明著、医学書院）に精神療法が効果的に機能するための四大要素が紹介されていました。これが便秘治療にも同じように当てはまると思いましたのでご紹介します。

精神療法の効果に占める割合で一番大きいのは、なんと「①患者要因と治療外の出来事（40％）」でした。社会的なサポートや偶然の出来事、自分に備わった自然治癒力などを指します。つまり、治療者ではなく、患者側が持っているもののことです。

次に大きいのは、「②関係要素（30％）」です。これは、患者への共感や温かさ、受け入れること、新しいことを始めることを励ますことなどです。治療者の理論的背景に関わりなく、一般的に大切とされていることです。

次が、「③期待・プラセボ効果（15％）」です。患者さんが「これまでとは違う方法で扱われ、治療的なことをしている」という思いから出てくる結果のことをいいます。

そして最後が、「④治療テクニックと介入モデル要素（15％）」で、治療者が用いる介入モデルに独特な介入の技術で、精神療法の様々な治療方法のことを指します。この割合は、5分の1以下なのです。

この四大要素は割合も含めて、便秘治療ととても似ていると思います。患者さんが自分自身で、さらに家族・友人、あるいはテレビや雑誌などから食事や運動療法に関する情報を取り入れて、便秘が良くなる人がとても多いです。

便秘で困っている状況を聞くことで患者さん自身が安心し、元気付けられることも多いように感じます。それまでに、「便秘で困っていることを色々なところで話したが、真面目に取り合ってもらえなかった」という悲しい経験をしている人も多いのです。

「便秘の専門外来だから、しっかりと治療を受けられる」と期待して受診する人もいますので、それに応えるように努めるのは当然ですが、専門治療を受けているという安心感から良くなることもあるでしょう。

そして適切な食事療法、運動療法、そして薬物療法を受けることは、患者さんが受診する大きな理由でしょう。患者さんに一番合った薬を検討したり、生活習慣を変えたりすることで便秘を改善させることはとても大事です。

しかし、パソコンに向かったままで患者さんと目を合わせることもなく診察をするような態度では、同じ薬を処方したところで治る便秘も治らないのではないかと思います。そういう診察を受けて残念な思いをしてきた患者さんから話を聞かせていただくことも、多々あります。

病院を受診して診察を受ける醍醐味は、「専門知識と経験を持った医師が真摯に向き合ってくれている」という安心感を持つことで、前向きに便秘と付き合いながら日々の生活を過ごしていけることなのだと思います。

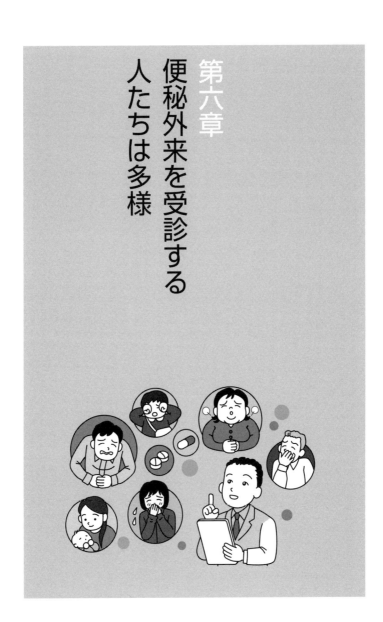

第六章
便秘外来を受診する人たちは多様

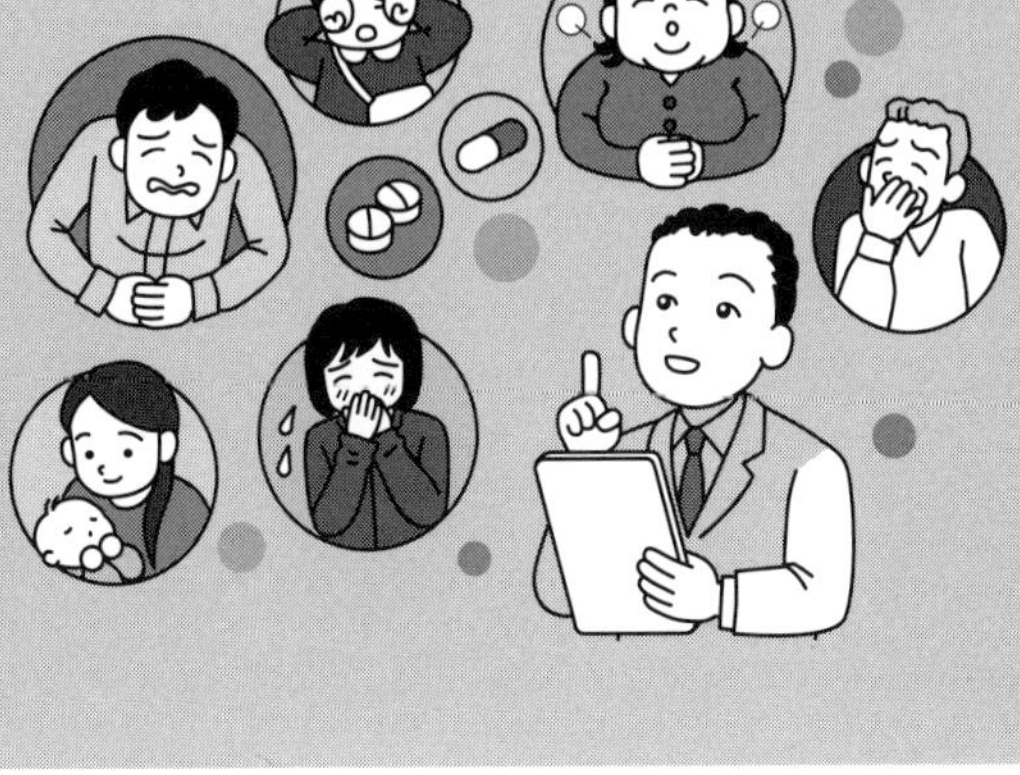

便秘外来には便秘に関して不快な症状がある人が受診します。便が出ないだけではなく、お腹が張る、痛い、気持ち悪い、おしりがむずむずするなど、色々な症状の人がいます。便秘でなくても排便を気持ちよく出したいと希望して外来を受診する人もいます。

どのような人が便秘外来を受診して、どういう経過をたどるのか、様々なケースの患者さんをご紹介します。本書をご覧の方に、すっきり出るためのヒントがあれば幸いです。

サプリメントを止めるとお腹の張りが治った

佐々木さん（仮名、60代男性）は以前から酸化マグネシウムを飲んで排便のコントロールをしていました。酸化マグネシウムだけで便は出ますが、お腹の張りがとにかくつらいため、便秘外来を受診しました。

お話を聞くと、下痢をしたことをきっかけにビフィズス菌のサプリメントを10年ほど前から飲んでいたそうです。加えて、1年前から乳酸菌のサプリメントも摂っていました。

ビフィズス菌や乳酸菌を摂り過ぎているために、腸内細菌の発酵が過剰になってガスがたくさん貯まり、お腹の張りの原因になっていると考えました。そこで便秘の治療はそのまま続けて、サプリメントを中止することを提案しました。

サプリメントをやめてみたところ、3日もするとお腹の張りがなくなってきたのです。一番困っていたお腹の膨満感が改善したため、初診から1ヵ月ほどで便秘外来への通院は終わりました。

「便秘の治療には食物繊維と善玉菌をたくさん摂ること」は半ば常識となっている感があります。誰にとっても食物繊維や善玉菌は体に良いと、ほとんどの人は信じているでしょう。佐々木さんもそのように考えて食事に気を遣っていました。

しかし、そうした食品が体に合わない人もいます。お腹の中で発酵する食品を摂りすぎることで、お腹の痛みや膨満感を生じる人がいます。実は私自身も膨満感を感じやすい体質です。普段は問題になりませんが、チョコレートや、パン、麺類などの炭水化物を食べ過ぎた後は、お腹が張って苦しくなることがあります。

お腹が張るのは、これらの食品に含まれる糖質が、消化されずに大腸までたどりつくと、大腸にいる腸内細菌の活動が活発になり、発酵が進み過ぎるからです。

腸内細菌は、発酵によって体に良い酸やエネルギーを作ってくれますが、同時にガスも発生させます。ガスによって腸が膨らむと、お腹の不快感として感じるのです。

このようなお腹が張りやすい食品は、フォドマップ（ＦＯＤＭＡＰ）と呼ばれます。英語で「Fermentable Oligosaccharides, Disaccharides, Monosaccharides, and Polyols」の頭文字をとってフォドマップと言います。お腹の中で発酵しやすいオリゴ糖、二糖類、単糖類、ポリオール（糖アルコール）という意味です。

フォドマップの代表的な食品は小麦粉やタマネギ、乳製品、ネギやニンニクです。

お腹の膨満感を訴えて便秘外来を受診した人にフォドマップを控えることを提案すると、ほとんどの人は驚きます。良かれと思ってたくさん摂っていた発酵食品や繊維の多い野菜が、かえって体調を悪くしていた可能性があることを知るからです。そして、フォドマップを制限するだけでお腹の症状が良くなる人が多くいます。佐々木さんのように、食品ではなくサプリメントが原因でお腹が張っている人もいます。本人からすると晴天の霹靂なのでしょう、大変驚かれます。

ここでひとつ注意があります。フォドマップによってお腹が張るからといって、「フォドマップの多い食品を今後一切やめなさい」と言っているわけではありません。あくまでも程度の問題です。生活がままならないくらいにお腹が張る人は、厳密にフォドマップを制限することが必要です。そこまでではなければ自身のスケジュールに合わせて食事内容を考えれば良いのです。仕事があるからお酒はほどほどにしておこうというのと同じです。

食事は栄養を摂る以外に、楽しむものでもあります。大事なことは自身の体質と向き合い、体調やスケジュールによって食事の内容を選んでいくという考え方だと思います。

便秘に効くものはどんどん試してみる

山口さん（仮名、50歳代女性）は若い頃から便秘でした。インターネットで便秘に効果がありそうなものを探して、購入者のレビューが良かったものを次々と購入していました。

写真は便秘外来を初めて受診された時に持参されたもので、パッケージが韓国語で書かれているものあり、どのようなものなのか一見しただけでは分かりません。

それぞれ調べてみたところ、病院での処方薬や第2類一般医薬品、健康食品が10種類もありました。どれも便秘を改善するための医薬品です。刺激性下剤の成分の入った便秘茶や一般用医薬品もありました。持参された一般用医薬品のパッケージには「1回2錠まで」と書かれていましたが、山口さんは60錠もの薬を一度に飲んでいました。

このままではよくない、どうすればいいか分からないと考えて、便秘外来を受診しました。

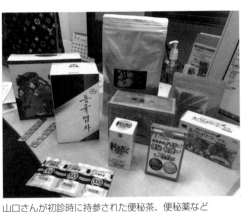

山口さんが初診時に持参された便秘茶、便秘薬など

刺激性下剤をなるべく減らすために、色々な薬の中で効果があるものを使ってもらっています。現在はアミティーザとリンゼスを中心として服用してもらっていますが、刺激性下剤を完全に無くすことは簡単ではありません。

持参された一般医薬品や健康食品には刺激性下剤であるセンナの成分がしっかりと入っていました。これらは自然なお通じを出すことを謳い文句にしていますが、結局はセンナの力で大腸を刺激して便を出しているのです。

センナの実や葉は医薬品として扱う決まりですが、病院で処方する薬だけでなく、街のドラッグストアで買うことができる一般用医薬品にも含まれます。ですから、刺激性下剤は耐性がつく危険があるにも関わらず誰にでも買うことができるのです。

加えておかしなことに、センナの「実」や「葉」から抽出された成分を含むものは医薬品として扱われるのですが、「茎」はそうはなりません。このため、便通改善などの効能を謳わない限り、センナの茎を扱ったものは「食品」として一般販売できるのです。センナの茎を原材料として含めた健康茶を製造して、「すっきり」や「モリモリ」など、便通改善をイメージさせるような言葉を添えて売ることは可能なのです。

極度の便秘と便失禁を起こした高校生

松本くん（仮名、10歳代男性）は高校生ですが、かなりつらい状況でした。小学校3年生の頃から便秘で、排便の時に強い痛みがあり、便を出すのがつらいため、我慢することが多くなりました。おそらく切れ痔があったのだと思います。

我慢を繰り返しているうちに便が出にくくなり、肛門付近でカチカチに固まり便が詰まるようになりました。便が出ないためお腹も痛くなります。

他の医療機関をいくつも受診して、刺激性下剤を含む様々な下剤を処方されました。すると便秘薬によって軟らかくなった便が、肛門の近くでカチカチになっている便をすり抜けて出てしまうという状況が起こっていました。このため、便意がないのに泥状便が出てしまい、便秘のつらさに加えて便失禁も起こすようになっていたのです。

松本くんは、もともと体育系の部活動に入って激しい運動をするくらい元気でした。しかし、排便の問題から学校へ行きにくくなり、欠席日数が増えて卒業が危うい状態となっていました。

様々な病院を受診しても良くならないので、便秘外来を紹介され受診しました。一通りお話を聞いた後は身体の診察をしました。便の詰まりを確認するために直腸指診をしようとしましたが、体が完全に強張ってしまい、お尻が強く締まるため診察ができません。小学生の頃から無理に浣腸や直腸指診をされた経験が積み重なり、お尻を触られることがトラウマになっていました。今までにどれだけつらい思いをしてきたのかがうかがい知れます。

身体診察はひとまずやめて、レントゲン検査でお腹の状態を確かめてみました。すると肛門近くの腸に便が大量にあることが分かりました。

大腸に異常がないかも確認することが必要と判断し、内視鏡検査も行いました。内視鏡検査は鎮静剤を使って意識状態を落として行いました。多くの人は寝ている間に検査が終わります。

内視鏡検査を行うためには、下剤を大量に飲む必要があります。ですから、内視鏡検査の準備として、腸の中に貯まっている便を全て出してしまい、腸内環境をリセットすることを考えました。検査のための下剤を服用してもらったところ、便はしっかり出すことができ、腸の中はきれいになりました。内視鏡検査は問題なく行うことができ、腸の中は異常がありませんでした。また鎮静剤が効いているうちに肛門の診察も行い、肛門に異常がないことも確認できました。

内視鏡検査時に用いる下剤と同じ成分である、モビコールを処方しました。薬の効果は抜群で、便秘も便漏れもなくなり普通の生活が送れるようになりました。

松本くんは大学への進学が決まり、高校も無事卒業。親元を離れて生活することになりました。自分の希望した進路を選べることができて、私もとても嬉しいです。

モビコールは2018年11月に承認された薬です。松本くんが別の医療機関を受診したときは、まだ承認されていなかったのかもしれません。あるいは担当した医師が処方を考えなかったのかもしれません。

2010年以降、便秘の治療薬として新しい薬が何種類も発売されています。どれも腸の動きを刺激するものではないので、耐性の心配はありません。今までに使われていた薬が効かなくても、新薬だと効果があることはよくあります。頑固な便秘でも薬を様々に工夫することで改善することはよくあります。

トイレの姿勢を見直して良くなった

井上さん（仮名、80歳代男性）は長年便秘に悩んでいて、かかりつけ医から刺激性下剤を処方されていました。便は軟らかいのですが、肛門近くに便が残ってしまいすっきりしないため、専門的な治療を希望して便秘外来を受診しました。

腰椎を圧迫骨折し、歩けなくなったために車椅子の生活となっていました。日中の活動量が著しく低下し、もともとの便秘がさらに悪化していました。

以前は他院から麻子仁丸、酸化マグネシウム、そして浣腸を処方されていましたが、便の出にくさを良くするために、アミティーザと大承気湯に変更しました。すると、浣腸は使わなくても排便ができるようになりました。

それでも排便がスムーズにいかないため、排便姿勢を指導しました。足台（スクワティポティ、５章「排便姿勢を変えるだけでも効果的」参照）を使い、和式トイレの姿勢に近づける方法を提案しました。足台を用いた排便を試してみたところ、いきみやすくなったとのことで本人の満足度が大きく向上し、数か月で通院は終了しました。

排便時の姿勢を見直すという、ほんの少しの工夫だけで便秘が良くなる人がいます。一番簡単な姿勢の工夫は、肘を膝につけるように前屈みになることです。いわゆる「考える人」の姿勢です。腸が肛門に向かって直線的になる姿勢をとって、排便時のいきみで効率よく便が排泄されるようになります。

準備が全く要りませんので、今すぐ試すことができます。もう一つの工夫は、足台を使って膝を上げるようにすることです。井上さんはこれでうまくいきました。

いずれの工夫も、姿勢としては昔ながらのいわゆる「和式便所」のスタイルに近づけることになります。和式便所の姿勢は排便にはもっとも適しているのです。和式便所は膝や腰の具合が悪いと姿勢をとりにくいですし、しゃがんでいきむことは心臓にも負担がかかります。便秘外来で尋ねても、ほとんど全員が洋式便所ですので、その形で出やすくする工夫を考えることが良いと思います。

若い女性は生活習慣の改善で良くなりやすい

木村さん（仮名、20歳代女性）は便秘でお腹が張るけども、便意を感じないことが続いていました。あまりにお腹が張って、出先でめまいや腹痛を感じ、立っているのもつらくなることがあります。このままではいけないと考えて便秘外来を受診されました。

診察をしたところ、便やガスが溜まっていることによる腸の張りで、痛みが生じていたと考えられました。元々、高校時代にクラブや勉強が忙し過ぎて、気持ちが沈んでどうしようも無かったことがあり、心療内科に通院したこともあったそうです。

既にラキソベロンやセンノシドなどの刺激性下剤を大量に飲んでいたので、まずは刺激性下剤を減らすことを目標として、便秘薬の調節を行いました。しかし、あまり劇的な改善はなく、しばらく腹部膨満感は続きました。一通り薬剤を使用しましたが、どれも効果はあまりみられませんでした。受診されるたびに、お腹がチャポンチャポンと音がすると言われていました。刺激性下剤のせいで水様となった便が大腸の中に溜まっていたのでしょう。治療が上手くいかず、すっきりしない状態が続いている間に1年以上が経ちました。

その間に学生だった木村さんは就職活動を始めました。歩くことが多くなったり食事をきちんと摂るようになったりしたためか、薬は何も変えていないのに腹部症状が改善してきました。排便回数は少なかったですが、腹部の膨満感や痛みは軽減しました。

また、ジムへ定期的に通うようにもなり、さらに運動量が増えました。それに伴い食事量も増え、ほぼ毎日便が出るようになり、薬剤服用もしなくなりました。

薬は酸化マグネシウムだけたまに使うことがある程度で、ほぼ薬は不要になったので、通院は終了しました。

木村さんは偏った食事や運動不足によって腹部症状が出ていたものと思います。就職活動によって、運動や食事などをするようになって生活習慣が変わったこと、自分が希望していた就職先に内定が決まったことによってストレスも大幅に軽減し、さらに症状が改善して最終的には便秘薬がいらなくなったのだと思います。

木村さんのような女性を診察して感じることは、若い女性は薬剤使用よりも生活習慣の見直しによって良くなる方が多い、ということです。

女性はホルモンの関係で生理前には便秘になりやすいことに加えて、特に若い女性は美容に気を使って食事の量が少なく、偏ったものになりがちです。こうしたことから便秘になりやすいのです。

女性ホルモンはどうすることもできませんが、食事や運動は心がけしだいで、改善できます。木村さんは就職活動がきっかけで、強く意識しなくても運動習慣がつき、食生活も改善されていきました。

病院で処方できる薬を一通り試したのに全く改善しなかった頑固な便秘が、生活習慣の見直しや気持ちが落ち着いたことですっかり治ってしまったという、非常に興味深い経過でした。

このような事実を目の当たりにしたことで、便秘を治療するということは単に薬を処方するだけではなくて、生活習慣を見直して便秘治療に適した食事や運動を、患者さん自ら実践するように動機づけすることこそが大事なのだと確信しました。便秘に限らず、生活習慣病その他多くの病気で生活習慣を見直すことは大事です。

医療従事者に求められる資質は、病気や治療法に関する専門的、最先端の知識を手に入れるだけはなく、健康になるために患者さん自身が進んで日常生活の行動を変えていこうという気持ちにさせる能力だと思います。自分自身を含め医療に携わる人間は、モチベーターとしての能力が重要であることを理解し、学ぶべきでしょう。

自宅の便座が高かった

林さん（仮名、50歳代女性）は昔から便秘だったのですが、5年ほど前からさらにひどくなりました。近くの内科で様々な便秘薬を処方されましたが、便が出なくて苦しい毎日です。毎日のように浣腸や坐薬を使っていました。ご主人も林さんのお腹のマッサージを毎日してあげるなど、献身的にサポートされ、便秘外来も初診の時からいつも付き添われています。

便秘の治療として、ありとあらゆる便秘薬を試したと言っても過言ではありません。しかし便秘は改善せず、大量の薬や浣腸を使ってなんとかしのいでいました。

お話を聞いていて興味深かったのは、旅行中は便通がよくなることでした。イタリアへの旅行中はすごく調子が良かったと話されるのですが、原因が分かりません。肉中心の食事だったそうですが、それが良かったのか、あるいはオリーブオイルをふんだんに使った地中海食が良かったのでしょうか？

ある日、その答えが分かりました。お薦めしていた足台を自宅で使ってみたところ、いつもより便が出やすくなりました。足台を使った方が出やすいのは、直腸の向きが直線化しやすくなり、また直腸の周りの恥骨直腸筋が緩みやすくなるからです。

旅行中に出やすかったのは、トイレの高さが林さんに合っていたからでした。林さんは将来に向けて自宅をリフォームした時に、トイレを介護用に変えていたのです。それが便秘を悪くした原因でした。

林さんの家の介護用トイレは、通常のトイレより３㎝ほど高い仕様でした。そのため、トイレの時に足がしっかりと床に着かず、つま先立ちになっていました。ご主人は彼女より身長が高いため、普通のトイレと変わらず使用できていたので、違和感はありませんでした。

家のトイレが以前より高くなったことに便秘の原因があったとは、全くの予想外でした。確かに林さんの便秘が悪化したのは、自宅をリフォームした頃からでした。

思いもかけないことが原因で便秘になっていることはあります。原因が特定できる場合は、原因の解決が便秘治療の一番の近道です。原因を放置して、薬剤治療を行っても上手くいきません。生活習慣や排便の習慣を見直すことは、便秘の治療を考えた時に、まず行うべきことです。

コラム15 自費診療はどうなのか

自費診療は保険診療の枠に縛られず、医師個人の裁量で治療が自由に行えます。ですから、保険診療と認められていない検査や治療でも、担当医は意義があると考えれば、その検査や治療を自由に提供できます。

例えば腸内フローラ検査は保険診療ではまだ認められていません。しかし、腸内フローラ検査と食事指導などを組み合わせた自費診療はかなり広まっています。

一方、本当に患者さんのためになるのか、グレーだと思われるサービスも中にはあります。提供する医療者はそのサービスを「良いもの」と考えて薦めるのでしょうし、患者さん自身もそう信じて受けています。お互いが納得していれば問題はない、という論理も成り立ちます。

私の外来に、他のクリニックで腸内フローラ検査を受けた人が受診しました。そのクリニックでは腸内フローラの結果に応じた独自のサプリメントを配合して薦めてくれるというので、考え方としては素晴らしいと思いました。しかし、その患者さんはサプリメントを購入せず、私もその話を聞いて、購入は薦めませんでした。なぜなら、そのサプリメントと検査を合わせると30万円以上するというのです。

腸内フローラ分析から個人にあったサプリメント作成という治療は、「腸活」の最先端をいくもので素晴らしいです。ただ、あまりに高価なものは考えものです。確かにその患者さんに最適の善玉菌が含まれて、すっかり健康になるという可能性は否定できません。しかし、高額な治療ほど、個人の感想レベルの治療効果（エビデンス）ではなく、科学的な手法に基づいたエビデンスが求められると思うのです。

コラム16　「後医」は「名医」について

医者の世界には昔から「後医は名医」という格言があります。後から診察した医師は、前医で行われた検査や治療の内容を踏まえて治療ができます。また、病気が進行して診断がしやすくなることもあります。ですから後から診察した医師のほうが、前の医師と比べてより適切な診断、治療ができることを「後医は名医」というのです。

便秘外来を受診する人は、既にいくつも医療機関を受診していることが多いです。治療が上手くいかないだけでなく、親身に話を聞いてもらえなかった、相手にしてくれなかったなど、様々な理由で前医から離れ、便秘外来を受診します。時として、前医から本当に辛辣な言葉を浴びせられて泣いている患者さんもいます。また、あまりにも荒唐無稽な治療をしていて驚かされるケースも中にはあります。そんな時は私も患者さんと一緒に、「それはひどいね」などと話すことはあります。治療がうまくいかず便秘が良くならなかったのですから、仕方がない側面もあります。

ただ、私は「後医は名医」を自分への戒めとしています。私自身が患者さんと同調して、前医を一緒に批判することはなるべく控えるようにしています。すべての便秘を治療できるわけではない自分自身や医療全体を批判されているように感じるからです。また、私の関わった人が、別の医療機関で私のことを批判することも当然あるでしょう。ですから前医を貶めて、後医である自身を優位な位置に立たせることは、慎んだ方が良いと考えています。

私は、自分が関わった患者さんが最大限医療の恩恵を受けること、医療の信頼を失わない、あるいは失った信頼を取り戻すようにする態度が重要であると肝に銘じて、日々の診療に携わっていきます。

第七章 便秘改善、生活質向上、風通し良き街

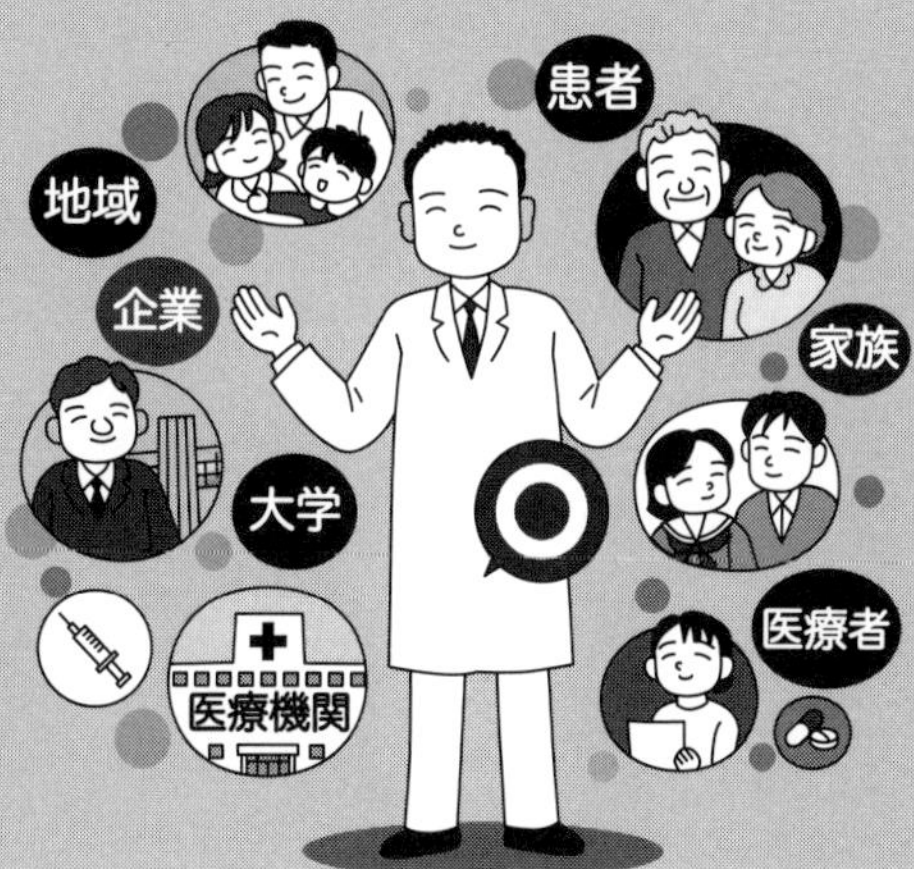

便秘治療と、メディア・民間療法との向き合い方

便秘の診断や治療、外来を受診した患者さんの経過を紹介してきました。ご紹介した患者さんの経過から分かるように、悩んでいる症状や望む治療内容はみなさんそれぞれ違います。便秘外来を受診するために、遠くから来る人も多いです。便秘の症状は、それほどつらく、生活の質を下げてしまうのでしょう。

便秘外来の患者さんと向き合っているうちに、色々と考えるようになりました。

医師はいわゆる科学的エビデンス（evidence＝証拠）に基づいて治療を行います。医学は日進月歩で進歩しており、日々様々な研究成果が世界中から報告されます。それを基に、医師が診断、治療を行う基準となる診療ガイドラインも一定期間毎に改訂されます。医師は最新のガイドラインを参考に、患者さんの病状を考えて、患者さんに最も有効と考える治療を選びます。多くの医師は、科学的根拠のない治療を行ったり、薦めたりすることはありません。私自身も、当然科学的なエビデンスが明らかなものを基にして治療を行います。

患者さんが病院やクリニックに払う医療費は、国が定めた「診療報酬」という制度の下、一律の価格に決められていますが、医療行為の内容でそれぞれ価格は異なります。この診療報酬も、エビデンスに基づいて決められています。

便秘治療では、２０１７年に公表された「慢性便秘症診療ガイドライン」という治療指針がありま

す。治療法はこれを基にして組み立てていきます。

しかし、ガイドラインをじっくり読み込んでいても、患者さんの日常生活を具体的にどのように見直したら治療効果が高くなるか、分からないことも多いのが実情です。

例えば、ガイドラインにはこのような解説があります。「適正な食事や運動、腹壁マッサージなど生活習慣の改善は、エビデンスレベルが低いものの便秘の治療法として有効性が示唆されている。適正な食事や運動は生活習慣病などの予防も期待でき、介入のためのコストもほとんどかからない。腹壁マッサージは特に副作用がない。以上より、適切な食事や運動、腹壁マッサージは慢性便秘症に対して勧められる治療法であると提案した。」（慢性便秘症診療ガイドライン２０１７　ｐ60より抜粋）

適切な運動とはどれくらいなのでしょうか？　適切な食事の内容は？　医師はこのような質問に答えることが苦手です。なぜなら具体的な運動や食事についてはエビデンスがはっきりしないからです。運動を例にして考えてみます。どれくらい運動すると便秘が良くなるかについては、明確なエビデンスがないため記載不能であるとしか書いていません。厚生労働省が提案している、「健康づくりのための身体活動基準」を基に指導しましょう、というだけです。

つまり、ガイドラインを見ていても、便秘を改善させるための生活をどのように変えればよいかは、分からないとしか言いようがありません。

一方で、テレビを代表とするマスメディアでは、連日便秘の治療に関する豆知識で溢れ返っています。お腹をねじる運動は、腸の刺激になって効果がある、マッサージはお腹の右下からぐるりと「の」

の字を描くように揉んでいくのが良い方法だ…などなど。

これらは研究で明らかになったわけではないので、本当に効果があるのかわかりません。しかしメディアを通して周知されると、正しいことであるかのように感じられます。内容が胡散臭いもの、特定の団体や企業の意向を強く反映させたものなど、一般の人々を惑わせる内容がかなり含まれます。多くの医師は、このようなメディア発信の情報を下に見る人が多いです。私自身も以前はそうでした。

しかし、便秘専門外来を担当して、患者さんの話を聞いていると、今までとは反対の感情が湧き出してきました。患者さんが試したことやその成果を聞くことが、すごく興味深いのです。

今までに診療してきた、特に癌の患者さんが、民間療法を試したい、試していると聞いた時に感じたものとは全く違います。

癌の患者さんが行う民間療法は、本当に効果があるのか検証がとても難しいだけでなく、高額なものが多いことが特徴です。癌が小さくなるかどうかは月単位で時間がかかりますし、抗癌剤と併用している場合は、単に抗癌剤が効いただけかもしれません。このため、民間療法自体の効果があったかは分かりません。

それと比べて便秘治療は成果が分かりやすく、安価な対処法も多いです。そんなこともあって、患者さんが試して、「効果があった」と話されることを素直に受け入れられるようになりました。

本当に色々な方がいます。運動として青竹踏みが良かった人がいます。食事では、タイ産のアボガドのみ効果があり、他の産地のものはいくら試してもダメという人がいました。起床時に水ではなく白湯を飲んだら腹の調子が良くなった話もありました。科学的なエビデンスはともかくとして、実際にこのような対処で便秘が改善した人がいるのです。

専門外来の意義の一つは、多くの人の体験を聞けることです。ある人が試して上手くいったことを、他の患者さんにも薦めることができます。便秘治療体験のリレーを中継できます。

サプリメントを自分で試してみる

便秘の治療として生活習慣を見直すことはとても大事です。しかし、行動を変えてもすぐに効果が出ず、頑張ったけど全然良くならないということで、途中であきらめてしまいがちです。

食事を変えようという動機付けを強くするために、サプリメントを薦めることもあります。例えば食物繊維のサプリメントなら、食事で摂取するよりも短期間でたくさんの食物繊維を摂取できます。もしもサプリメントで便秘が解消されたとしたら、次は食事でしっかりと食物繊維を意識すれば同じ効果が得られるかもしれません。サプリメントを使わずに食事で食物繊維が摂取できれば、それが一番だと私は思います。

私はこれまでサプリメントに全く縁がありませんでした。腰が痛いなど、体の不調はいくつかありますが、サプリメントを使って良くしようという発想がありませんでした。

ところで、私は外科医であるためか、治療介入の効果をすぐに確かめたい性格です。便秘外来を始めてからも、すぐに治療の成果が出ることを求めていました。ところが、食事の摂り方や運動について指導しても、成果はすぐに出ません。指導の仕方が良くなかったのか、患者さんが行動を変えなかったのか、あるいはなかなか成果が出ないだけかもしれません。

食事療法で便秘が良くなる成果をすぐに求めるためには、食物繊維や善玉菌のサプリメントを摂ればいいだろうと考え、外来でサプリメントを薦めることにしました。しかし、サプリメントが実際どのようなものか、私自身がよく分からないままでは気が引けます。

そこで、私は外来で薦めるサプリメントを自分で試してみることにしました。朝と夜の2回、水に溶かして食事の前に飲んでみました。最初の2週間は不快感ばかりで、お腹が張って仕方がありませんでした。

しかし、排便の具合はすぐに変化が起こりました。男性によくあるのですが、私は普段は便が緩く、むしろ下痢気味なくらいです。それがサプリメントを飲むと便の形がしっかりするのです。この効果は明らかでした。飲み忘れると軟らかくなり、きちんと飲んでいると形がしっかりする。私の体がサプリメントに慣れてしまったのか、お腹の張りは2週間ほどでなくなりました。

2年ほど続けた感想は、サプリメントは確かに効果が得られそうだということ、そしてやめると元に戻るということです。体質を変えるのは簡単ではないことがよく分かりました。

人間は生まれた時は無菌状態で生まれてきます。そしてすぐにビフィズス菌や大腸菌などが大腸の中に入りこみます。様々な菌が大腸の中に入り、腸内フローラを作ります。そして、幼少期には腸内フローラのバランスは一定に落ち着いてしまいます。一定の状態になった腸内フローラのバランスは、その後は大きく変わりません。つまり、腸内環境を良くするためには、継続して食物繊維や体に良い菌を摂り続ける必要があります。

食事療法による便秘改善の効果を実感するまでには時間がかかり、しかもその効果を持続させるには食事療法を続けないといけない、それが食事療法の難しいところです。サプリメントで食物繊維や善玉菌を大量に摂取することで便通が改善するのであれば、食事を見直すことで便通が十分に良くなると言えます。

患者さんから話を聴く

テレビや雑誌では、連日健康に関する特集が組まれています。テレビで、ある食品が便秘に良いと放送されれば、翌日にはスーパーの棚からその食品がなくなってしまうことも珍しくありません。情報は玉石混交ですが、中には人によって本当に効果を表すものもあります。

ただ、私ひとりでそれらを全てチェックすることはできませんが、患者さんが実践した治療などを、ストックしていくことができます。便秘で困っている患者さんはエビデンスの有無に関わらず、何か役に立ちそうなことを見聞きすると、実際に試してみる人が多いです。私は患者さんに「どういう取り組みをしたことがあるか」、「その効果はどうだったか」など、便秘を解消するために実践したことを尋ねるようにしています。

そうすることで、多くの食事療法や運動療法の中から「効果があった」というものを、他の人へシェアすることができます。

〈事例〉

林さん（仮名、60歳代女性）は便秘に対して様々な食事療法、色々な食品を試してきました。そして、アボカドを食べた時だけ便がスムーズに出ることがわかりました。それも普通のアボカドでは効果がなく、「タイ産」のアボカドだけが効果を表したのです。林さんは何度もタイ以外の産地のアボカドを試してみましたが、何度試しても、便通が良くなるのはタイ産のアボカドだけでした。

アボカドは食物繊維が豊富な果実です（5章便秘の治療「食事療法はとても大事」参照）。アボカド100ｇあたり、水溶性食物繊維を1・7ｇ、不溶性食物繊維を3・6ｇも含んでいます。これは、食物繊維が多い野菜であるゴボウ（100ｇあたり水溶性食物繊維2・3ｇ、不溶性食物繊維3・4ｇ）に匹敵します。さらに、小腸で消化吸収されにくいオレイン酸が豊富に含まれています。大腸まで流れていったオレイン酸が、便が大腸の中を動くのを滑らかにして、出やすくしてくれます。オレイン酸には悪玉コレステロールであるLDLコレステロールを下げる作用もあります。その他、アボガドにはビタミンB_1、B_2、B_3（ナイアシン）、B_6、Ｅや葉酸などが最も多く含まれており、とても健康に良い食品です。

しかし、なぜ「タイ産」のアボガドだけが林さんの便秘に効果があったのかは分かりませんでした。もしかしたら品種によって含まれる成分が異なっているのかもしれません。

実はアボカドは世界中で１０００もの品種があります。メキシコ産やニュージーランド産は「ハス」、アメリカ産は「フォルテ」、そして日本産は「ベーコン」という品種が多いです。タイ産は「ブキャナー」「ブート」「ピンカートン」そして「ハス」という品種が多く流通しています。

同じ果物や野菜の、品種による便通改善効果の違いを調べた研究はありません。私は林さんからアボカドの話を聞くまでは、そのようなことは考えたことがありませんでした。品種によって味が異なるのは、リンゴを例にとるとよくわかるでしょう。リンゴは「ふじ」「つがる」「ジョナゴールド」「王林」など、日本で流通しているものだけで１００種類以上もあります。それぞれで味が違うということは成分も異なるのでしょうから、整腸作用や便通改善効果にも差があるかもしれません。

キウイフルーツを見てみると、緑肉種と黄肉種では色が違うだけでなく栄養素も異なります。便通に関係がある食物繊維は、緑肉種は１００ｇあたり2･5ｇ、黄肉種は１００ｇあたり1･4ｇと違いがあります。

食事療法一つとっても、はっきりとした理論で便秘が解消すると説明することは難しいです。アボカドの例のように、産地限定で便秘が改善する人がいます。何か理由があるでしょうが、よく分かりません。

そう考えると、理論や理屈だけで便秘の治療を行うのではなく、実際にやってみて良かったという人の経験を共有することは、とても意義があることだと思います。

科学的根拠のある最新の治療を患者さんに提供することはとても大事です。しかしそれだけでは不十分かもしれません。根拠がない治療でも、効果があれば、患者さんにとっては良い治療です。科学的根拠は、今分かっていないだけで、後から分かるかもしれません。今や当たり前のように言われる食物繊維も、注目され始めたのはたかだか40年前からなのですから。

便秘外来では、「患者さんが一番の教科書」だということを感じることが多いです。

便秘は「生活習慣病」といえる

第2章で、慢性便秘症の人の死亡率が、慢性便秘ではない人より高かった米国の論文を紹介しました。このことから、便秘は糖尿病や高血圧などと同じく生活習慣病と同じように捉え、治療・予防していくべきと考えています。

「たかが便秘くらいで病院なんて」と捉える向きもありますが、日頃からお腹の調子に気を配って、ひどい便秘にならないようにすることが大事です。若い時に困っていなくても、高齢になってから便秘症状がひどくなることもあります。

健康に関する情報や経験を共有したい

私が今後積極的に取り組んでいきたいということがあります。それは便秘だけでなく、健康に良い街づくりの一端を担うことです。

私の住んでいる地域では、専門家が指導して子どもに食育を行っている小学校があります。体の動かし方や姿勢について地域に飛び出して指導をしてくれる理学療法士さんもいます。自分の持っている知識や経験を提供し、共有することで地域の人たちに貢献できます。そういう文化を育むことで、より生活が楽しくなるコミュニティを形成できると信じています。

便秘や他の病気に対して良い食事を提供するレストランや、便秘の改善を積極的に促すフィットネスジムがあっても良いかもしれません。普段から運動することを習慣にできれば、便秘の予防、治療にも役立ちます。

もし便秘になってしまったら、悩んでいる人の周りに様々な知識や技術が集まって、便秘だけでなくその人や家族の悩みも解決できる提案ができるような、住民同士の風通しの良い街。するとコミュニケーションが活発になって引きこもりが改善し、便秘が良くなることもあるでしょう。

特に男性では、退職すると社会との接点が減り、自宅から出ない人が多くなります。それは本人だけでなく、社会にとっても大きな損失だと思います。これまでの知識や技術を生かして、住みよい街づくりという「社会貢献」に参加しやすい環境になれば、本人の便秘防止、健康向上にも役立つはずです。

ＷＨＯ（世界保健機関）は、健康について「身体的・精神的・社会的に完全に良好な状態であり、たんに病気あるいは虚弱でないことではない」と定義しています。つまり、病院で病気を治すだけでは健康とは言えません。食事や運動習慣、ストレスなどあらゆる要因の絡まった便秘を良くしていくには、病院で治療するだけではなく、住んでいる街全体が心地良く、風通しの良い空間であることがとても大事だと思います。街が一つになって、便秘も含む、健康に良い空間になることを目指していきたいと思います。そのような街づくりの目標を持っています。

便秘が良くなることで、生活が楽しくなり、社会参加もしやすくなる

この本を手に取られたあなたは、便秘に悩んで、あるいは便秘のことをもっと知りたくて読んでいただいたのだと思います。

もし治療によってあなたの悩みが解消されたら、今度はあなたも一緒に、つらい思いをしている人を助ける側に回ってみるというのはいかがでしょうか。あなたのつらい経験が、治療で辿ってきた体験談が、誰かのために活かされるかもしれません。

治療を受ける人は、一方的に「治療を受けるだけ」とは、私は考えていません。人には人を支える力が必ずあります。その人が一定の治療を終えたら、今度は同じ悩みを持つ人を別の形でサポートできる「ケアする側」になることもできます。

「自分の経験が誰かの役に立つなら…」と思うことがあれば、「ケアする」なんて大袈裟に捉えなくても、私に「あの食材良かったよ」と教えてくれるような、どんなことでもいいのです。

医療は技術の発展と共にものすごい速さで進歩し、今までは想像もできなかった形の治療が行われています。ロボットを利用した手術は既に現実のものとなり、遠隔診療では離れた場所でも治療が可能となりました。人工知能によって今までは分からなかったことが、大量のデータの中から抽出する

ことができます。今後、医療技術の発展はさらに加速するでしょう。

そのような時代だからこそ、私は人と人とのコミュニケーションが一層大事になると考えています。技術の発展で便秘の治療も変わっていくかもしれませんが、治療の基本が食事や運動であることは変わらないですし、人と人の関わりが不可欠なことも変わらないはずです。本書の中に出てきた患者さんたちのように、精神面や生活が安定することで、薬がなくても便秘が改善する方もおられるのです。誰と暮らし、どんなことを話し、どこに出掛け、何を食べ、といったことがとても大切であることは今後も変わりません。

まずあなたご自身や周りの人の心身の状態が良くなるよう、本書が少しでも役立つことを願っています。私はこれからも、目の前の患者さんやご家族と向き合いながら、そして地域の人たちの役に立っていきたいと思っています。そこから日本国内、世界へと、広げていきたいです。自分に出来ることを見つけて、少しでも行動に移しながら、誰もが心身共に元気に過ごせる社会を目指し、進んでいきたいと思っています。

おわりに

最後までお読みいただきありがとうございました。私が本書を執筆した理由は主に3つあります。

1：男性で便秘に困っている方がとても多いことを知ってもらいたい

2：便秘治療に関する正確な知識をシェアしたい

3：便秘改善のための、生活習慣を変えるきっかけを提供したい

ことです。

便秘を専門に診察する医師でなくとも、医師なら誰もが便秘薬を処方した経験があります。しかし、刺激性下剤やこの10年ほどで新しく出てきた便秘薬について、適切に使い分けている医師は多くないと思います。

刺激性下剤を長期間飲み続けると耐性がつき、どんな強い薬でも効きが悪くなっていきます。いったん耐性がついてしまうと、元の状態に戻すことは簡単ではありません。「病院の薬は嫌だから」と街の薬局にある便秘薬やサプリメント、便秘茶を使って対処する人がいます。これらの薬、お茶の多

くに刺激性下剤の成分が含まれています。知らず知らずのうちに刺激性下剤の成分を摂り続け、大腸の動きが悪くなってしまう人もいます。

便秘専門外来の役割として、刺激性下剤の適切な使用を啓発することがあります。また、適切な食事や運動、睡眠が便秘の治療にとって一番大事であることを伝えることも、大きな役目です。

男性の便秘に多いのですが、「こんなにもつらい便秘は自分くらいだ」とひどく落ち込み、精神的に参ってしまう人がいます。男が便秘になるのはおかしい、恥ずかしいという思い込みや、全く問題なく排便できていた若いころの自分と今の自分を比べ、ギャップを受け入れられずに余計に苦しんでいる人がいます。

便秘薬を使って便を出していても、「将来薬が効かなくなり、どうしようもなくなったらどうしよう」と不安で仕方がない人がいます。

周囲が思っている以上に、当事者にとって便秘の症状はつらいものです。そういう方々に、つらい思いをしているのは自分だけではないことを知ってもらいたいと思いました。

便秘治療に限らず、生活習慣病（高血圧、糖尿病、脂質異常症など）の多くは、生活習慣を見直すことで良くなっていきます。例えば、煙草を止める、甘いものを控える、食べ過ぎない、定期的に運動をすることで、多くの生活習慣病は改善するでしょう。

しかし、診察室で、担当の先生から甘いものを控えましょうと言われて、どれだけの人がその日から控えることができるでしょうか？

正しいことを伝えるだけでは治療としては不十分です。患者さんに自ら「頑張ろう」と思ってもらうこと、そして実際に行動に移してもらうことが大事です。本書がその一助となればこれ以上の喜びはありません。

便秘の治療は一筋縄ではいきません。単に薬を上手く調節すれば解決するものではないのです。うつ病などの気分障害と便秘はセットです。気分障害が良くなれば便秘は良くなっていきます。逆に気分障害が良くならなければ、便秘だけ良くなることはありません。仕事や学校のストレスで便秘が悪くなる人がいます。緊張状態が続くことがお腹に良くないことは明らかです。

つまり、便秘の治療は、患者さんの生活全般が快適にならないと解決できないことがあるのです。重度の便秘で困っている人が、治療によってすぐに快適になることはとても難しいです。だからこそ、治療がうまくいった時には患者さんからものすごく感謝されることがあります。

一生懸命に治療を行っても、便秘症状が良くならない人がまだまだ多いのも事実です。これからも便秘で悩むすべての人が元気を取り戻せるよう、自分自身の知識・経験を積み、それを患者さんに還元していくことを約束し、本書を締めくくりたいと思います。

謝辞

最後に本書の刊行に際して、私を便秘専門外来へ導いてくださった方々に謝意を表します。大腸外科を専門とするよう導いてくださった谷口弘毅先生、大腸癌診療を一から指導していただいた小西文雄先生、大腸良性疾患の診療に数多くの助言をいただいた浜畑幸弘先生、排便障害患者さんに常に寄り添う看護を実践されている磯上由美さん、ありがとうございました。

医療の世界では「患者さんが一番の教科書である」とよく言われます。どれほど勉強していても、目の前の患者さんを診察、治療した経験に勝るものはないという意味だと、私は理解しています。便秘外来での診療では日々患者さんから様々なことを教えられます。その経験や知識を多くの人と共有できるようにするために本書に記しました。便秘外来を受診して治療と向き合ってくださった、すべての患者さんに感謝の気持ちを表したいと思います。ありがとうございました。また、これからもお一人お一人に真摯に向き合うよう努めたいと思います。

また、本書の執筆のきっかけを与えてくれた、大学の同期であり遠隔集中治療の普及に取り組んでいる、株式会社T-ICUの中西智之先生に謝意を表します。

どんな時も応援し、励ましてくれる妻と3人の子どもにも感謝の気持ちを述べたいと思います。あなたたちのおかげで一生懸命仕事ができます。ありがとう。

最後に、常に適切なアドバイスをして刊行を支えてくださった医療ジャーナリストの熊田梨恵さん、そして本書の刊行に際し最初から最後まで常に優しく寄り添っていただいた株式会社医薬経済社の久慈茜様、佐久間宏明様に最大限の謝意を表したいと思います。ありがとうございました。

参考文献

1　男の便秘、女の便秘
アラン・ピーズ、バーバラ・ピーズ　話を聞かない男、地図が読めない女
2　便秘の疫学　男の便秘は多い
平成 28 年　国民生活基礎調査の概況　https://www.mhlw.go.jp/toukei/saikin/hw/k-tyosa/k-tyosa16/dl/16.pdf
Prevalence and Self-recognition of Chronic Constipation: Results of an Internet Survey J Neurogastroenterol Motil 2016;22:677-685
3　便秘の定義
Chang JY et al : Impact of functional gastrointestinal disorders on survival in the community. Am J Gastroenterol 2010;105(4)822-832
4　便秘を調べる
Lewis, S.J. et al; Stool form scale as a useful guide to intestinal transit time. Scand J Gastroenterol. 1997 Sep;32(9):920-4
Agachan F et al; A constipation scoring system to simplify evaluation and management of constipated patients. Dis Colon Rectum. 1996 Jun;39(6):681-5.
Tsunoda A et al; The translation and validation of the Japanese version of the patient assessment of constipation quality of life scale. Surg Today. 2016 Apr;46(4):414-21
味村俊樹ら：慢性便秘症の診断と治療；日本大腸肛門病会誌　72:533-599, 2019
5－1　食事療法
・印南敏ほか：日本における Dietary fiber の定義・用語・分類をめぐる議論と包括的用語の提案まで；日本食物繊維研究会誌 7(1)39-49,2003
・海老原清：食物繊維の栄養・生理機能に関する研究；日本栄養・食糧学会誌 61(3)3-9,2008
・青江誠一郎：食物繊維の生理作用
Katagiri R et al Am J Clin Nutr 2020 Epub ahead of print: Dietary fiber intake and total and cause-specific mortality: the Japan Public Health Center-based prospective study.
Heheman JH et al Nature 2010 464(7290):908-12 Transfer of carbohydrate-active enzymes from marine bacteria to Japanese gut microbiota.
日本食物繊維学会編集学会：食物繊維　基礎と応用　p35-67 第一出版社
後藤勝：レジスタントスターチの開発；日本家政学会誌 65(4)197-202, 2014
5－2　体に良い、いわゆる善玉菌
Ann Intern Med 2012 157 (12) 878-888
・食物繊維　基礎と応用　日本食物繊維学会編集員会編集　第一出版社
・日本食品標準成分表 2015 年版（七訂）について　http://www.mext.go.jp/a_menu/syokuhinseibun/1365295.htm
・こんにゃくはどのように作られる？（日本こんにゃく協会）　http://www.konnyaku.or.jp/dekiru/index3.html
Systematic review: the effects of fibre in the management of chronic idiopathic constipation.
Aliment Pharmacol Ther. 2011 Apr;33(8):895-901
日本人における野菜の摂取者数ランキング
(https://www.mhlw.go.jp/file/04-Houdouhappyou-10904750-Kenkoukyoku-Gantaisakukenkouzoushinka/0000096137.pdf)
渡邊敦光　味噌の文化と機能性　Functional Food 10(1) 22-27:2016
プロバイオティクス製品登場の歴史的背景と期待される今後の展開　梅崎良則　腸内細菌学雑誌　25:157-164, 2011
松井徳光　健康に良い発酵食品　看護人間工学研究誌　vol.18 7-15, 2017
山村秀樹　新ビオフェルミン S 錠・新ビオフェルミン S 細粒　ファルマシア 51(7) 696-697;2015
坂田隆ら　短鎖脂肪酸の生理活性　日本油化学会誌 46(10)1205-12,1997
5－3　便秘の薬
酸化マグネシウムによる高マグネシウム血症について
https://www.mhlw.go.jp/file/06-Seisakujouhou-11120000-Iyakushokuhinkyoku/0000185078.pdf
PMDA 医療安全情報　グリセリン浣腸の取扱い時の注意について
吉良いずみ：1983 年から 2011 年の日本におけるグリセリン浣腸に関する文献レビュー；Japanese Journal of Nursing Art and Science 11(1) 90-97,2012
5－4　排便姿勢
Takano S et al: Tech Coloproctol 20(2) 117-21: 2015 Influence of body posture on defecation: a prospective study of "The Thinker" position
5－5　その他、運動など
Kinnunen O : Study of constipation in a geriatric hospital, day hospital, old people's home and at home. Aging (Milano) 13: 161-170, 1991.
Gao R et al:Exercise therapy in patients with constipation: a systematic review and meta-analysis of randomized controlled trials.　Scand J Gastroenterol 2019 ;54(2):169-177
福田典子ら：1 つのツボ刺激による便秘への効果を評価する　共済医報　51(4)：330-333、2002
遠藤理絵ら：透析患者の便秘に対するツボ指圧の有効性　日本看護学会論文集 II　41 50-52,2011
運動基準・運動指針の改定に関する検討会　報告書
https://www.mhlw.go.jp/stf/houdou/2r9852000002xple-att/2r9852000002xpqt.pdf
5－6　バイオフィードバック療法
味村俊樹：骨盤底筋協調運動障害を呈する便排出障害型便秘症に対する直腸バルーン排出訓練によるバイオフィードバック療法の効果に関する検討：バイオフィードバック研究；2011、38(1) 43-50
味村俊樹：骨盤底筋協調運動障害を呈する便排出障害型便秘症に対する肛門筋電計と直腸バルーン排出訓練によるバイオフィードバック療法の効果に関する検討：バイオフィードバック研究；2012、39(1) 24-31
Lambert MJ: Handbook of Psychotherapy Integration p94-129, Oxford University Press, London 1992
8　コラム
DeFilipp Z, et al.; Drug-Resistant E. coli Bacteremia Transmitted by Fecal Microbiota Transplant. N Engl J Med. 2019 11 21; 381(219; 2043-2050
青木まりこ現象；フリー百科事典「ウィキペディア (Wikipedia)」
永田浩一ら：日本人とアメリカ人の大腸の長さは違うのか？ - 大腸 3D-CT(仮想内視鏡) による 1300 人の検討 - ；日本消化器内視鏡学会誌　55(3) 435-44, 2013
黒川彰夫：温水洗浄便座の習慣的使用の問題点　肛門科専門医の立場から「温水洗浄便座症候群」について；臨床肛門病学　9(1) 1-8, 2017

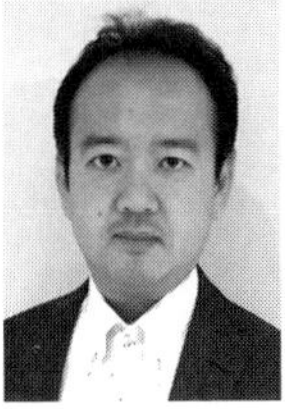

著者紹介

前田孝文（まえだたかふみ）

2001年3月に京都府立医科大学卒業、同大外科入局。07年４月に自治医科大学大学院入学、10年 4~9 月に南カリフォルニア大学大腸外科リサーチフェロー、11年３月自治医大大学院卒業。11年４月に自治医大附属さいたま医療センター外科に勤務。12年より、辻仲病院柏の葉勤務、17 年より便秘専門外来を担当している。

資格　医学博士
日本外科学会　専門医・指導医
日本消化器外科学会　専門医・指導医
日本内視鏡外科学会　技術認定医（消化器・一般外科：大腸）
日本消化器内視鏡学会　専門医・指導医
日本大腸肛門病学会　専門医

所属学会　日本外科学会、日本消化器外科学会、日本内視鏡外科学会、
日本消化器内視鏡学会　日本大腸肛門病学会

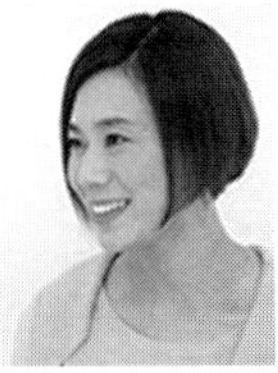

編集協力

熊田梨恵（くまだりえ）

2001年、大阪府立大学社会福祉学部社会福祉学科卒業。福祉業界新聞記者を経て、社会福祉士やホームヘルパー２級、福祉用具専門相談員などの資格を取得。病院や介護の現場。現在はフリーの医療記者。

NPO法人「パブリックプレス」代表理事、（社）日本病院会モダンホスピタルショウ委員、（社）プレジションヘルスケア研究機構倫理審査委員。

著書に『救児の人々～医療にどこまで求めますか』、『共震ドクター～阪神、そして東北』（長尾和宏医師との共著）、『胃ろうとシュークリーム』（ロハス・メディカル刊）。

男の便秘、女の便秘

2020 年 11 月 20 日　初版発行
著　者　前田孝文
発行者　藤田貴也
装　丁　佐々木秀明
イラスト安良岡和美
発行所　株式会社医薬経済社
〒103-0023 東京都中央区日本橋本町 4-8-15
ネオカワイビル８階
電話 03-5204-9070　Fax 03-5204-9073
印刷所　モリモト印刷株式会社

ISBN 978-4-902968-64-4